精读经络理论，寻找穴位来由，探索“气学”奥秘，推动疼痛诊疗进入电子波粒二象性的新时代！

田明清

疼痛测量与去自由基镇痛

田明清　著

河南科学技术出版社

·郑州·

图书在版编目（CIP）数据

疼痛测量与去自由基镇痛/田明清著. —郑州：河南科学技术出版社，2012. 10

ISBN 978-7-5349-6017-8

Ⅰ. ①疼… Ⅱ. ①田… Ⅲ. ①疼痛-诊疗-研究 Ⅳ. ①R441. 1

中国版本图书馆 CIP 数据核字（2012）第234659号

出版发行：河南科学技术出版社
地址：郑州市经五路66号　邮编：450002
电话：（0371）65788613　65788634
网址：www. hnstp. cn
策划编辑：仝广娜
责任编辑：仝广娜　蔡洪涛
责任校对：聂　俊
封面设计：宋贺峰
版式设计：栾亚平
责任印制：张　巍
印　　刷：河南省瑞光印务股份有限公司
经　　销：全国新华书店
幅面尺寸：185 mm×260 mm　印张：10　字数：194千字
版　　次：2012年10月第1版　2012年10月第1次印刷
定　　价：49. 00元

序　一

中国疼痛医学创始人韩济生院士在他的早期著作《针刺镇痛原理》中写道："是否能发明一种不依赖病人的主诉而能客观测定疼痛程度的仪器，这一愿望似乎有悖于疼痛的定义……科学工作者和医务工作者必须做好思想上的准备，随着新事物的出现而转变自己某些固有的概念。"田明清医师撰写的《疼痛测量与去自由基镇痛》一书是对韩院士上述观念的较好回应，并初步实现了他多年来的愿望——研制出客观测定疼痛程度的仪器"田氏测痛治疗仪"。

《疼痛测量与去自由基镇痛》一书是"田氏测痛治疗仪"的理论基础，是使用该仪器诊疗疼痛疾病的一本临床教材，也是疼痛科医生提升理论水平的重要参考书。该书突破了传统的致痛理论，提出了"自由基堆集致痛"的新观点，运用能量守恒定理，通过伤害性刺激所聚集的自由基能量，用"阈值"的耗能对疼痛发生的各环节所转移的能量进行计量，从而量化疼痛，并用氧化还原的方法去除自由基而达到镇痛。

田明清医师原是一名中医师，1995 年开始研修疼痛的中西医原理与诊疗，从此对疼痛诊疗如醉如痴，撰写了十几篇论文，参编了《神经性疼痛诊疗学》一书，于 2005 年成功研制了"田氏测痛治疗仪"，并获得国家发明专利。现在他撰写的《疼痛测量与去自由基镇痛》一书又即将出版，作为他的导师，我为他的成功而心感欣慰。

面对长期遭受疼痛折磨的患者，疼痛科医生一定要不断吸收世界最新科研成果，打破旧观念，不断创新，为疼痛诊疗事业的发展贡献智慧和力量。我深信《疼痛测量与去自由基镇痛》一书的出版将有益于爱好疼痛诊疗事业的广大读者。

广东省疼痛学会名誉主任委员
广东省医学会资深专家委员会委员
广州医学院第二附属医院麻醉学教研室教授
中华医学会疼痛学分会第一临床中心指导专家

高崇荣
2012 年 7 月

序　二

“经络”是什么？中医说“经络”是运行气血的通道。“经络”的实质是什么？太多的人只想着我们脑海中浮现的、我们现在所理解的实质了，认为“实质”一定是看得见、摸得着的物质。我们肉眼看不见的电磁波，现在可以用仪器测量，几百年前当我们看不到，也测不到的时候，难道电磁波就不存在吗？正如一位哲人所言：相对于广袤无边的宇宙和知识海洋，我们现有的知识仅是沧海一粟。

渐入知天命之年的我越来越觉得一个知识体系经历了几千年的风雨，仍能屹立不倒，一定有它本身不倒的道理。经络理论是贯穿针灸学的核心理论，是中医学的精髓，是我们民族的宝贵遗产。但当今也确实存在一些教学和传承上的困难，甚至还招来一些对经络实质的质疑。如何使这一理论便于教学和传承，使我国的针灸疗法走出国门，与国际医学接轨，是当前摆在临床医生和科研工作者面前的重要任务，也是师生们的迫切希望。

针灸界多年前就有一种学术假设：经络的实质可否是一种功能性系统？田明清先生撰写的《疼痛测量与去自由基镇痛》一书认为神经是运送离子的通道，血管是运送血液的通道，膜通道是运送带电粒子的通道。经络的实质是包括神经、血管、皮肤、肌筋膜、细胞膜、内脏包膜等所形成的一种功能性膜通道，具有输送电子的功能，简称为电子通道。

我认识田明清先生已多年了，他默默耕作在自己的学术土地上，远离喧嚣，没有获得太多的资助。终于，《疼痛测量与去自由基镇痛》一书即将出版。此书突破了传统致痛理论，作者提出了“自由基堆集致痛”的新观点，运用这种新的观点，设计了一个疼痛测量模型，以量化疼痛来指导临床治疗，使疼痛治疗效应数字化、治疗效果可测化，并且利用这一新观点，在中医传统针刺疗法基础上，成功研制出了“田氏测痛治疗仪”，将“阿是穴”或相关穴位与仪器联系，将供体（水）中的电子运送到组织损伤的病灶，使病灶中的自由基得到电子，转变为非自由基物质而镇痛。

《疼痛测量与去自由基镇痛》是从事针灸诊疗及相关专业的医务工作者的重要参考书，也是中医院校师生的一本教学参考书，对推动我国针灸事业发展一定会发挥应有的作用，同时也必将为广大疼痛患者解除痛苦、提高生活质量做出贡献！

相识多年，有感而言，聊以为序，谨此为贺！

中国针灸学会康复专业委员会副主任委员
广东省康复医学会中西结合专业委员会主任委员
广州中医药大学教授、博士生导师、针灸学博士

柴铁劬
2012 年 7 月

序　三

慢性疼痛患者的数量大约占世界总人口的30%，疼痛也已经被作为和体温、脉搏、血压、呼吸并列的第五个重要生命体征指标。2007年卫生部发出227号文件，规定在国内二级以上医院建立疼痛科，体现了我国政府对于慢性疼痛患者的关爱。作为全世界第一个由政府正式提出建立疼痛科的国家，目前中国疼痛医学作为一门新兴的交叉学科，正处于蓬勃发展之中，各地各级医院都在按照卫生部的要求积极筹备建立疼痛科。

随着疼痛科的正式建立，逐渐集中了多学科的疼痛诊疗人才，规范了临床工作程序，促进了急、慢性疼痛疾病的临床诊疗技术的创新和发展。根据国内已经建立不同模式的疼痛科来看，中、西医系统，临床内、外科等多学科的医师都逐渐参与到深度疼痛诊疗、研究工作和疼痛科的队伍中。作为一名资深的中医师，田明清先生几十年来特别钟爱临床慢性疼痛的诊疗和研究，从博大精深的中国传统医学中汲取了灵感，在自己的多年临床实践中结合现代疼痛医学理论，提出了组织细胞损伤后自由基产生和清除动态平衡机制失调导致局部“自由基堆集致痛”的理论，并且根据氧化还原反应原理，在已经受到损伤的组织局部和健康皮下组织之间设计了一个反应速率很高的原电池模型以及有效去除自由基的电化学反应过程、公式，同时利用“阈值”的耗能作为计量单位创建了一个疼痛测量的模型，对伤害性刺激能量进行计量，进而量化了局部疼痛强度；并且创造性地根据“自由基堆集致痛及去自由基镇痛理论”的原理发明了“田氏测痛治疗仪”。它是一台既能量化疼痛，又能快速消除疼痛的电子医疗设备，在不需要使用任何药物、也不明显增加患者痛苦的情况下能够有效缓解许多慢性疼痛疾病，这是集中国传统医学针刺疗法的精髓对世界疼痛医学的又一新贡献。

人生的价值在于创造，面对全世界如此众多的慢性疼痛患者，每一个从事疼痛诊疗的研究者和临床医师都有责任去帮助他们。中华医学会疼痛学会创始人、国际疼痛学会名誉会员韩济生院士很早就提出了一句名言：“为民除痛乃神圣事业”，正是这句话一直激励我们为促进国内各地区疼痛科的建立、发展和壮大而不懈努力。田明清先生也是这支队伍的其中一员，他集中临床实践的创新思路和成果值得我们大家学习。《疼痛测量与去自由基镇痛》一书可供从事临床疼痛诊疗工作的中、西医临床医师和基础研究学者参考。随着疼痛医学的发展和进步，社会需要更多像田明清先生这样的医师继续做出新的贡献，我们期望“田氏测痛治疗仪”在不久的将来为治疗许多慢性疼痛疾病发挥新的作用，也希望它能够逐步走向世界，成为中国传统医学为国际慢性疼痛疾病患者的诊疗做出的又一贡献。

中华医学会疼痛学分会副主任委员

暨南大学医学院附属广州红十字会医院疼痛科主任

2012 年 7 月

前　言

与其说这本书是一本著作，不如说它是研究疼痛测量与去自由基镇痛的一篇医学论文更为真切。不过它是几个课题合并在一起的一篇综合性论文，尤其是这些课题的研究内容和结论，大多是第一次以书的形式公开发表。

本书第 1、2 章是课题研究的基础理论，或者说是为后面章节所做的铺垫。第 3 章提出了一个新的致痛观点——“自由基堆集致痛”，同时也解决了一直未能解决的在伤害性感受器水平上研究能量转换的一大神经生物学难题。第 4 章论述了自由基堆集致痛的过程，并利用氧化还原反应原理，在组织损伤局部和健康的皮下组织设计完成了一个反应速率较高的原电池模型，还发现了一个能快速去除自由基的电化学反应公式。第 5 章创建了一个疼痛测量的模型，该模型是量化疼痛的基础，并利用“阈值”的耗能作为计量单位，对伤害刺激能量进行计量，量化出了疼痛强度。第 6 章证明了中医学的经络系统是输送自由基的通道，利用这一特点，在体表设计出一个原电池，就能清除内脏损伤局部的自由基，同样能治疗内脏的疼痛疾病。第 7 章对现在临床上常用的针刺疗法的镇痛原理进行了剖析，发现它们有一个共同的特点，就是都隐藏了一个氧化还原反应去自由基的机制；同时也都有一个共同的缺陷，即原电池的设计不合理，反应速率很低，所以疗效不显著。第 8 章是前面几章的总结，介绍了作者研制出的一台既能量化疼痛又能快速消除疼痛的电子医疗设备。该设备经过有关部门的质量检验和两家具有试验资历医院的临床试验，证明了研究结论的正确性、临床疗效的显著性和设备的实用性，解决了疼痛测量和快速镇痛的一大疼痛医学难题。第 9 章是去自由基镇痛疗法的临床图解，利用经络系统的“阿是穴”和神经系统的麻醉（阻滞）点来寻找穿刺点，共同完成临床原电池设计，这样更加有利于氧化还原反应去自由基而镇痛。

疼痛测量与去自由基镇痛课题的研究成功，首先要感谢中华医学会疼痛学分会顾问、《生理学报》主编、复旦大学神经生物学研究所赵志奇教授的指导，并对本书提出修改意见。感谢广东省医学会资深专家委员会委员、广东省疼痛学会名誉主任委员、广州医学院第二附属医院麻醉学教研室教授、中华医学会疼痛学分会第一临床中心指导专家高崇荣教授的帮助和指导，并对本书进行审查和修改。

本书在编写过程中还得到了广州中医药大学原针灸学院院长、博士生导师柴铁劬教授和中华医学会疼痛学分会副主任委员、暨南大学医学院附属广州红十字会医院疼痛科主任王家双教授的关心和指导，并为本书作序，在此表示衷心的感谢！

虽然作者尽了最大努力，但本书可能仍然存在不少问题和错误，敬请读者批评指正。

著作者

2012 年 4 月于广州

目　录

第1章 自由基简介

1900年Gomberg第一次发现了三苯甲基自由基，从此出现了自由基的概念。1937年Kharasch第一次将自由基作为化学实体参与化学反应，从而有了现在的自由基化学。1969年Fridovich和McCord发现了超氧化物歧化酶（SOD），首次揭示了体内存在着专门清除自由基的酶，这一发现证明了自由基与生物体有着密切的关系，从而发展了自由基生物学。1998年Furchgot，Ignarr和Murad三位科学家因确定一氧化氮自由基是心血管系统的信号分子而获得诺贝尔奖，从而肯定了自由基对机体有益的一面。如今已知，自由基是生命活动中不可缺少的一种物质，它既带有电荷，又具有自旋和磁矩，即同时显示电性和磁性。在生理条件下，自由基多数在线粒体中生成，它们是基因表达和生物信号传导的调控者；而在组织损伤、炎症反应或缺血-再灌注等病理条件下可生成过多的自由基，它们是致病、致痛、致衰的罪魁祸首。凡是需氧生物，其体内一定会不断地生成自由基，这些自由基的产生和清除、对生物分子的损伤与修复，以及它们的生理作用等均属于自由基生物学研究的重要内容。为了方便后续章节的讨论，本章将对自由基的基础知识作简要介绍。

1.1 自由基的定义与标记

1.1.1 自由基的定义

物质的最小单位是分子，分子由原子组成，而原子又由原子核和外周分布的电子组成。外周分布的电子有序排列在电子轨道上，电子轨道存在能量差异，由外层向内层能量逐渐降低，排在最外层的电子称为价电子，其能量最高。每个电子轨道最多只能分布两个自旋方向相反的电子，称为配对电子（paired electrons）。价电子可以与其他原子或分子的电子连接形成新的化合物，化学上把这种连接两个电子的形态称为“键”。另外，还规定可用一个黑点来表示电子，如当A与B分别代表原子或分子时，它们所形成的共价键，就可以用A:B来表示。形成共价键的两个电子可以来自A或B中的任何一个原子或分子，也可以由A与B中的原子或分子各提供一个电子。以共价键形成的化合物得到外界能量，如光能、热能、化学能等作用时，其共价键可能会发生断裂。共价键断裂后，其电子的去向有两种情况：一种是由 A 和 B 各分得一个电子，化学上把这一过程和状态称为均裂；另一种是两个电子被 A 或 B 单独占有，这一过程和状态称为异裂。上述内容可用下式表示：

均裂：$A:B \rightarrow A^{\cdot} + B^{\cdot}$　　　异裂：$A:B \rightarrow A^{+} + B^{-}$

式中 A 和 B 形成共价键的电子本来是配对的，当得到能量均裂后，A 和 B 各得到一个电子，则 A 或 B 的价电子不再配对了，称为不配对电子（unpaired electron）。这些具有不配对的价电子包括 A 或 B 在内就称为自由基（free radical，FR）。以水（H_2O）为例，均裂时生成 $H^{\cdot} + HO^{\cdot}$，它们分别称为氢自由基和羟自由基；而异裂时则产生 $H^{+} + OH^{-}$，由于它们都没有不配对的电子，因此不是自由基，分别称为氢离子和氢氧根离子。

根据上述内容将自由基定义为：能单独存在并具有不配对价电子的离子、原子、分子团。自由基既可以是原子或分子，也可以是带有正或负电荷的离子，还可以是分子团。自由基的共同特征是最外层的电子轨道上具有不配对的电子，因此，氢原子就成了自然的自由基。以前曾把过渡性金属元素也看作自由基，但为了定义的准确性，自由基生物学和自由基医学现不把它们看成自由基，原因是它们最外层的电子轨道上不具有不配对的电子。

1.1.2　自由基的标记

自由基的表示方法有 4 条不成文的规定：①规定在自由基分子式的右上角上加一个黑点，表示它有不配对的电子。如羟自由基（$HO^{\cdot}$）、超氧阴离子自由基（$O_2^{\cdot -}$ 或 $^{\cdot}O_2^{-}$）、氯离子自由基（$Cl^{\cdot}$）、一氧化氮分子自由基（$NO^{\cdot}$）等。②规定把黑点标在贡献不配对电子的原子上，例如羟自由基的准确标记法为 $^{\cdot}OH$ 或 $HO^{\cdot}$，这样才能反映出不配对电子来自氧原子。③若贡献不配对电子的原子在分子式的中间，则按第 1 条规定，在原子右上角上加上一个黑点。如羟烷基（$RC^{\cdot}OH$），表示不配对电子定位在 C 原子上。④有些自由基在书写中出现过分频繁，大家对此类自由基又彼此都能意会，则可不标出黑点，如 NO 和超氧阴离子自由基。不过后者则必须标明阴离子。

1.2　体内自由基的产生

氧分子最外层的电子轨道上有两个不配对的电子，因此，氧是一个特殊的自由基。另外，氧作为电子受体，在还原成水的过程中一共要接受 4 个电子（e^{-}），由于氧分子外周电子排布的特殊性，它不能同时接受 4 个电子，一步就还原成水，而是每次只接受一个电子，经过4步才能还原成水，从而产生3个中间产物，它们依次为超氧阴离子自由基（$O_2^{\cdot -}$）、过氧化氢（H_2O_2）和羟自由基（$HO^{\cdot}$）：

$$O_2 + e^- \longrightarrow O_2^{\cdot -}$$

$$O_2 + 2e^- + 2H \longrightarrow H_2O_2$$

$$O_2 + 3e^- + 3H \longrightarrow H_2O + HO^{\cdot}$$

$$O_2 + 4e^- + 4H \longrightarrow 2H_2O$$

其中H_2O_2是由双电子还原的中间产物，它没有不配对的电子，它不是自由基。但它是由氧形成，并在分子组成上含有氧，且化学性质比氧自身活泼，在自由基生物学中把这类物质称为活性氧（reactive oxygen species，ROS）。$O_2^{\cdot -}$是由单电子还原所得，它是其他自由基和ROS生成的基础。因此，讨论自由基的产生时就可以$O_2^{\cdot -}$为代表来进行描述。

体内自由基的产生既可以是内源性的，也可以是外源性的。外源性的如电离辐射、大气污染、食物中毒、吸烟等，都能诱发体内产生自由基；内源性的如酶促催化、电子传递、细胞成分的自身氧化等，也都会产生自由基。

1.2.1　电子传递链产生$O_2^{\cdot -}$

在细胞内通过单电子还原生成$O_2^{\cdot -}$，主要来自线粒体、微粒体、过氧化物酶体和细胞膜的电子传递链。此外，内质网、核膜和核骨架也生成ROS和$O_2^{\cdot -}$，它们主要由NADPH（还原型辅酶Ⅱ）产生。这里主要讨论线粒体和微粒体电子传递链在传递过程中$O_2^{\cdot -}$的产生。

1.2.1.1　线粒体产生$O_2^{\cdot -}$

线粒体是生成ATP的重要场所。生物氧化和能量转换是一个密切相关的耦联过程，常称之为氧化磷酸化反应，它们发生在真核细胞线粒体（mitochondria）内膜上。线粒体又是一个产生$O_2^{\cdot -}$的重要场所。这一功能发生在生物氧化过程的电子传递链（electron transport chain）上。当O_2氧化有机化合物时，O_2自身成为电子受体，由于O_2的外周电子排布的特殊性，电子传递只能逐步进行，所以生物氧化也是逐步进行。当O_2接受一个电子时就还原成$O_2^{\cdot -}$，只有当O_2在许多呼吸酶的参与下充分还原时，亦即一个氧分子接受了4个电子时，才还原成水，此时有机物才能完全氧化。

电子传递链（又称呼吸传递链）是典型的多酶体系，其主要成分是位于线粒体内膜上的蛋白质复合物，这些复合物包含了一系列的电子传递体，如复合物Ⅰ、复合物Ⅱ、复合物Ⅲ、复合物Ⅳ，它们的催化酶依次为NADH脱氢酶复合物、琥珀酸－CoQ还原酶、泛醌－细胞色素C氧化酶、细胞色素氧化酶。除此之外，还有辅酶Q（CoQ），又称泛醌（QH_2），以及各种细胞色素分子（Cyt）等。

葡萄糖酵解成丙酮酸后，进一步通过 Krebs 循环（又称柠檬酸循环或三羧酸循环）分解成 CO_2、NADH 和 $FADH_2$。其中 CO_2 被细胞呼出，而 NADH 和 $FADH_2$ 进入电子传递链进一步氧化提供电子。贮存在 NADH 和 $FADH_2$ 的高能电子，沿分布于线粒体内膜上的电子传递链传递，使高能电子逐步释放能量合成 ATP，同时生成 $O_2^{\cdot -}$（图 1－1）。

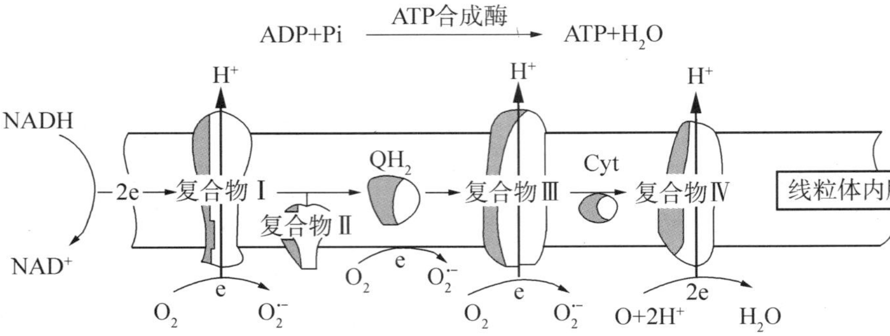

图 1－1　电子传递链复合物产生 $O_2^{\cdot -}$

还原型辅酶Ⅰ（NADH）氧化成辅酶Ⅰ（NAD^+）时，释放出 2 个电子和 1 个质子（H^+）。释放出的电子在电子传递链复合物Ⅰ的位置上，可使 O_2 发生单电子还原而生成 $O_2^{\cdot -}$。当电子沿电子传递链传到复合物Ⅲ时，同样也会使 O_2 得到一个电子生成 $O_2^{\cdot -}$，而对复合物Ⅱ的测试发现，它只能产生极少的 $O_2^{\cdot -}$。在复合物Ⅳ的位置上 1/2 O_2 在周围获得两个质子（H^+），发生了双电子还原生成水。

图 1－1 中的泛醌（QH_2）发生氧化或氧化型醌（Q）发生还原时，会变成泛半醌自由基（$QH^{\cdot}$），而 $QH^{\cdot}$ 再氧化生成 Q 时，能通过非酶性反应使 O_2 生成 $O_2^{\cdot -}$。另外，图中细胞色素（Cyt）是由蛋白质－血红素－Fe 组成的，含有亚铁离子的血红素极易与 O_2 结合，成为氧合血红素（血红素－Fe^{2+}－O_2），它也极易把氧解离下来，产生一个单电子，使 O_2 还原生成 $O_2^{\cdot -}$。

1.2.1.2　微粒体产生 $O_2^{\cdot -}$

微粒体（microsome）内质网上 NADPH－CytP450 还原酶催化 NADPH 给出电子，使细胞色素 P450 所含血红素－Fe^{3+} 得到一个电子变成血红素－Fe^{2+}，后者在有氧时又通过生成血红素－Fe^{2+}－O_2 中间体，生成 $O_2^{\cdot -}$ 和血红素－Fe^{3+}（图 1－2）。

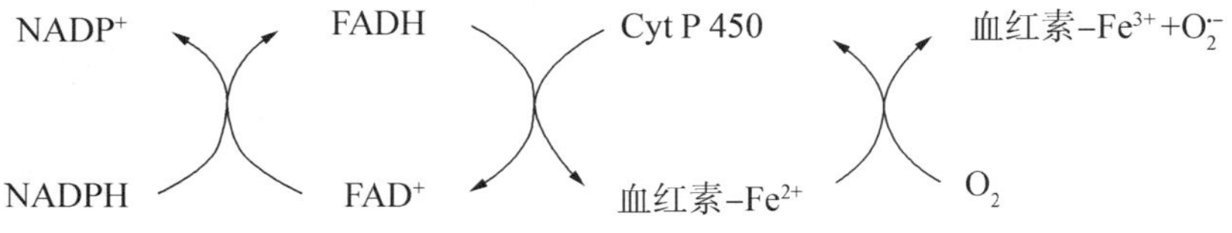

图 1－2　微粒体内质网上 $O_2^{\cdot -}$ 的产生

1.2.2　非酶促与酶促反应过程中产生 $O_2^{\cdot-}$

体内自由基产生的另一个主要环节，是在代谢过程中来自非酶促反应和酶促反应。由于非酶促反应和酶促反应产生 $O_2^{\cdot-}$ 的范例较多，仅拿能生成 $O_2^{\cdot-}$ 的酶来说就有十多种，因此下面仅举几例来进行讨论。

1.2.2.1　非酶促反应产生 $O_2^{\cdot-}$

成人体内大约含有4g铁，其中2/3存在于血红蛋白中，余下的10%存在于肌红蛋白中，不同的含铁酶和转铁蛋白（transferrin）中含有少量，剩余的部分存在于细胞内的贮存蛋白铁蛋白（ferritin）和含铁血黄素（hemosiderin）中，它们主要存在于肝、脾和骨髓中，另外，在其他组织和血浆中也发现有一定量。体内 O_2 作为电子受体，可氧化体内的 Fe^{2+} 成为 Fe^{3+}，同时会产生 $O_2^{\cdot-}$：

$$Fe^{2+} + O_2 \longrightarrow Fe^{3+} + O_2^{\cdot-}$$

$$\text{血红蛋白} - Fe^{2+} - O_2 \longrightarrow \text{血红蛋白} - Fe^{3+} + O_2^{\cdot-}$$

辅酶Q（CoQ），常用的名称为泛醌，化学名为2，3－二甲氧基－5－甲基－6－多异戊烯－苯醌（2，3－dimethoxy－5－methyl－6－multiprenyl－benzoquinone）。CoQ不但存在于线粒体，还存在于浆膜、微粒体、溶酶体、高尔基体、过氧化物酶体膜中，在细胞中大都以还原型存在。CoQ在细胞生命过程中具有多方面的功能，如参与自由基的生成和抗脂质过氧化作用。泛醌能非酶性氧化，由泛半醌（ubisemiquinone，$QH^{\cdot}$）自身氧化形成 $O_2^{\cdot-}$：

$$QH^{\cdot} + O_2 \longrightarrow Q + O_2^{\cdot-} + H^+$$

1.2.2.2　酶促反应产生 $O_2^{\cdot-}$

黄嘌呤氧化酶广泛地存在于小肠、肺、肝等组织中，其合成后是以黄嘌呤脱氢酶的形式存在的，平时的数量大约为90%，它不能将电子传递给 O_2 形成 $O_2^{\cdot-}$，但能还原 NAD^+。当黄嘌呤脱氢酶受到蛋白酶的水解作用后，可很快地转变为黄嘌呤氧化酶，此时才可利用 O_2 的单电子还原催化生成 $O_2^{\cdot-}$：

$$\text{次黄嘌呤} + H_2O + 2O_2 \longrightarrow \text{黄嘌呤} + 2O_2^{\cdot-} + 2H^+$$

$$\text{黄嘌呤} + H_2O + 2O_2 \longrightarrow \text{尿酸} + 2O_2^{\cdot-} + 2H^+$$

NADPH氧化酶催化细胞质中NADPH（还原型辅酶Ⅱ，又称还原型烟酰胺腺嘌呤二核苷酸磷酸）氧化成 $NADP^+$（辅酶Ⅱ），同时生成 $O_2^{\cdot-}$：

$$NADPH + 2O_2 \longrightarrow NADP^+ + 2\,O_2^{\cdot-} + H^+$$

1.3　自由基与活性氧

生物体内的自由基以活性氧的形式最为常见，也最为重要，可以说自由基的一大部分是属于活性氧。从正常的代谢来看，机体可以从食物中获得能量，一分子葡萄糖经酵解产生 2 个 ATP，而葡萄糖得以氧化，一分子葡萄糖经氧化可产生 34 个 ATP，能量多了 17 倍。生命活动需要大量的能量，如小分子有机物合成为蛋白质或 DNA 等大分子多聚体、细胞中物质的跨膜运输、机体的运动和形状改变、细胞的生长和繁殖等都需要消耗能量，显然依靠酵解来获取能量是不够的。因此，机体必须获取大量的氧，来对食物进行氧化，以获得能量，同时，进入机体的氧有 0.2% 生成了活性氧（ROS）。这些 ROS 按其浓度和种类的不同，有的有时对机体有益，有的有时对机体有害，它们是一把双刃剑。

1.3.1 活性氧的分类

体内活性氧产生的因素主要分为外源性和内源性两类。外源性因素有化学因素如苯醌的氧化还原衍生物、NO_2、臭氧等；物理因素如紫外线、γ 射线等；生物因素如作用于细胞的各种因子、部分生物毒素等。它们都可诱导细胞内产生高浓度的 ROS。内源性因素主要是指细胞正常代谢所产生的 ROS，如超氧阴离子自由基（$O_2^{\cdot-}$）、过氧化氢（H_2O_2）、羟自由基（$HO^{\cdot}$）以及一氧化氮（NO）和过氧亚硝酸根（$ONOO^-$）等均属于 ROS 的范畴。由于后两者分子中含有氮，又称为活性氮（RNS）。一般活性氧只有中度活性，对细胞伤害性较小，若转化成为 $HO^{\cdot}$，则具有极强的反应活性，对细胞有较强的攻击性。这种转化除了自发形成外，主要是在 Fe^{2+} 或 Cu^{2+} 存在的条件下，通过 Fenton 或 Haber – Weiss 反应快速催化形成。除了上述氧还原时所产生的中间产物外，氢过氧基（$HO_2^{\cdot}$）、烷氧基（$RO^{\cdot}$）、烷过氧基（$ROO^{\cdot}$）、氢过氧化物（ROOH）、单线态氧（$^1O_2$）和臭氧（O_3）等也属于 ROS。近年来，$NO^{\cdot}$、铁酰血红素蛋白自由基（$^{\cdot}$卟啉 – [$Fe^{4+}=O$]）和次溴酸（HBrO）也被列为 ROS，见表 1 – 1。

表 1 – 1 ROS 的主要种类[1]

自由基	非自由基
超氧阴离子自由基（superoxide anion radical，$O_2^{\cdot-}$）	过氧化氢（hydrogen peroxide，H_2O_2）
羟自由基（hydroxyl radical，$HO^{\cdot}$）	次溴酸（hypobromous acid，HBrO）
氢过氧基（hydroperoxyl radical，$HO_2^{\cdot}$）	次氯酸（hypochlorous acid，HClO）
烷氧基（alkoxy radical，$RO^{\cdot}$）	臭氧（ozone，O_3）
烷过氧基（peroxy radical，$ROO^{\cdot}$）	单线态氧（singlet oxygen，$^1O_2$）
铁酰血红素蛋白自由基（ferroyl haem protein radical，$^{\cdot}$卟啉 – [$Fe^{4+}=O$]）	氢过氧化物（hydroperoxide，ROOH）

1.3.2　活性氧与自由基的相互转换

大部分自由基，如 $O_2^{\cdot -}$、$HO^{\cdot}$、$HO_2^{\cdot}$、$RO^{\cdot}$、$ROO^{\cdot}$ 等，它们既是自由基也是 ROS。但 ROS 并非都是自由基，因为其中还有一些物质只是含氧活性较强的普通分子，不属于自由基，如 H_2O_2、ROOH、$^1O_2$、HBrO 和 O_3 等。同样，自由基中也有不属于 ROS 的成分，如 $C^{\cdot}$、$Cl^{\cdot}$ 等。尽管如此，不属于自由基的活性氧或不属于活性氧的自由基都是可以相互转换的，以达到生物体内反应之需要。

1.3.2.1　单线态氧（$^1O_2$）

机体内的光敏剂（如水溶性核黄素、FMN 和 FAD、叶绿素 a 和 b、胆红素、视黄醛和各种卟啉等）受到特定波长的光照射后，对细胞产生损伤或死亡的反应称为光敏反应（photosensitization）。光敏反应有 3 个必要条件：光敏剂、氧和能被光敏剂吸收的特定波长的光。$^1O_2$ 不是自由基，它是由 O_2 接受了激发态的能量而形成的。即光敏剂在一定波长光线的照射下，吸收能量至“激发态”，激发态的能量可以传递给邻近的氧分子，使其成为 $^1O_2$ 而光敏剂又恢复到基态。

$$\text{光子能（hv）+ 光敏剂（Sen)} \longrightarrow \text{光敏剂激发态（Sen}^{\star}\text{)}$$

$$Sen^{\star} + O_2 \longrightarrow Sen + {}^1O_2$$

$^1O_2$ 也可以在某些自由基反应中形成，也可以触发其他的自由基反应：

$$ROO^{\cdot} + ROO^{\cdot} \longrightarrow ROOR + {}^1O_2$$

$$O_2^{\cdot -} + HO^{\cdot} \longrightarrow OH^- + {}^1O_2$$

1.3.2.2　羟自由基（$HO^{\cdot}$）

$HO^{\cdot}$ 既是化学性质最活泼的自由基，又是活性氧，它几乎与细胞内的每一类有机物质如糖、氨基酸、磷脂、核苷酸和有机酸等都能反应，并且有非常高的反应速度，因此它的破坏性极强。

当机体受到电离辐射（X 射线或 γ 射线）照射时，可以使机体细胞中的 H_2O 电离成带正电的 H_2O^+ 或激发成激发态的 $H_2O^{\star}$。失去电子的 H_2O^+ 和接受能量的激发态的 $H_2O^{\star}$ 都能自发均裂形成 $HO^{\cdot}$。

$$H_2O^+ \longrightarrow HO^{\cdot} + H^+$$

$$H_2O^{\star} \longrightarrow HO^{\cdot} + H^{\cdot}$$

机体中的 $HO^{\cdot}$ 主要是通过 Fenton 反应，由 $O_2^{\cdot -}$ 生成系统和 H_2O_2 生成系统共同形成。

$$H_2O_2 + O_2^{\cdot -} + H^+ \longrightarrow HO^{\cdot} + H_2O + O_2$$

$$H_2O_2 + Fe^{2+} + H^+ \longrightarrow HO^{\cdot} + Fe^{3+} + H_2O$$

1.3.2.3 超氧阴离子自由基（$O_2^{\cdot -}$）

$O_2^{\cdot -}$ 是分子氧得到一个电子形成的，它既是自由基又是活性氧，并且它是其他活性氧和自由基生成的基础。在水溶液中 $O_2^{\cdot -}$ 既可作为还原剂供给电子，又可作为氧化剂接受电子，因此，$O_2^{\cdot -}$ 可自身作用（歧化反应），生成 H_2O_2：

$$O_2^{\cdot -} + O_2^{\cdot -} + 2H^+ \longrightarrow H_2O_2 + O_2$$

$$O_2^{\cdot -} + H_2O_2 \longrightarrow O_2 + HO^{\cdot} + OH^-$$

此反应是 1934 年 Haber F 和 Weiss J 发现的，所以称之为 Haber - Weiss 反应。由于体内的 $O_2^{\cdot -}$ 和 H_2O_2 的浓度很低又不稳定，二级反应常数 K_2 接近于零，反应难以进行。但后来发现只要有痕量的过渡金属离子存在即可催化 Haber - Weiss 反应，而铁是体内较多的过渡金属离子，其催化反应为：

$$Fe^{3+} + O_2^{\cdot -} \longrightarrow Fe^{2+} + O_2$$

$$Fe^{2+} + H_2O_2 \longrightarrow Fe^{3+} + HO^{\cdot} + OH^-$$

用过渡金属离子催化的 Haber - Weiss 反应，称之为 Fenton 反应。

1.3.2.4 过氧化氢（H_2O_2）

氧分子作为电子受体，经两电子还原生成 H_2O_2，此时 O_2 外层轨道上不存在未配对的电子，所以 H_2O_2 不是自由基，是活性氧。在体外对线粒体、微粒体、浆膜和胞浆等的研究观察到 H_2O_2 生成的主要来源是 $O_2^{\cdot -}$。因此，生物系统产生的 $O_2^{\cdot -}$ 都能通过歧化反应生成 H_2O_2：

$$2O_2^{\cdot -} + 2H^+ \longrightarrow H_2O_2 + O_2$$

由于 H_2O_2 化学式中 O—O 的键能较小，易于裂开。经放射线照射后可引起均裂，生成 $HO^{\cdot}$：

$$H_2O_2 \longrightarrow 2HO^{\cdot}$$

在 Fe^{2+} 或 Cu^+ 的参与下也可生成 $HO^{\cdot}$：

$$Fe^{2+} + H_2O_2 \longrightarrow Fe^{3+} + HO^{\cdot} + OH^-$$

$$Cu^+ + H_2O_2 \longrightarrow Cu^{2+} + HO^{\cdot} + OH^-$$

体内过氧化氢酶（catalase，CAT）可催化 H_2O_2 歧化反应，消除体内的 H_2O_2 及过氧化物。也可在谷胱甘肽（GSH）存在的条件下，通过谷胱甘肽过氧化物酶（glutathione peroxidase，GPx）使 H_2O_2 分解，生成氧化型谷胱甘肽（GSSG）。

$$2H_2O_2 \longrightarrow 2H_2O + O_2$$

$$H_2O_2 + 2GSH \longrightarrow 2H_2O + GSSG$$

1.3.2.5 一氧化氮（NO）

NO 分子共有 11 个电子，其中 N 原子有 5 个价电子，O 原子有 6 个价电子，

$\cdot NO$ 分子式的 N 原子上具有一个不成对的电子，所以它是典型的气体自由基。NO 自由基的标记暂无规定，可标在 N 原子上（$\cdot NO$），也可标在 O 原子上（$NO\cdot$），一般不标（NO）。如果 $NO\cdot$ 不成对的电子转移出去，则 $NO\cdot$ 成为亚硝酰阳离子 NO^+；如果 $NO\cdot$ 获得一个电子，可成为亚硝酰阴离子 NO^-。

NO 在体内主要由一氧化氮合酶（nitric oxide synthase，NOS）催化 L－精氨酸氧化生成后扩散至靶细胞或细胞器，可与 $O_2^{\cdot -}$ 反应形成 $ONOO^-$，$ONOO^-$ 在酸性条件下和质子化后生成 ONOOH。

$$NO + O_2^{\cdot -} \longrightarrow ONOO^-$$

$$ONOO^- + H^+ \longrightarrow ONOOH$$

1.3.2.6 次氯酸（HClO）

当吞噬细胞受到刺激而进行吞噬时，生成 $O_2^{\cdot -}$ 和 H_2O_2。同时细胞通过脱颗粒作用从胞浆颗粒中释放出髓过氧化物酶（MPO），MPO 与 H_2O_2 反应生成复合物，氧化 Cl^- 生成 HClO。

$$H_2O_2 + Cl^- + H^+ \longrightarrow HClO + H_2O$$

HClO 可再与 H_2O_2 反应生 $^1O_2$。

$$H_2O_2 + ClO^- \longrightarrow {}^1O_2 + Cl^- + H_2O$$

次氯酸是一种杀菌剂，当机体受到细菌感染引发炎症时，吞噬细胞通过吞噬作用生成自由基和 HClO 来杀灭细菌。

1.3.2.7 过氧化脂类（$LO\cdot$、$LOO\cdot$、LOOH）

在 $O_2^{\cdot -}$ 等作用下可以使不饱和脂肪酸过氧化形成脂氢过氧化物（LOOH），在 $HO\cdot$ 的作用下可以使蛋白质氧化生成蛋白氢过氧化物（PrOOH），通过均裂生成 $LOO\cdot$、$LO\cdot$ 和 $PrOO\cdot$、$PrO\cdot$。或经过放射线照射生成脂质自由基（$L\cdot$），$L\cdot$ 在氧参与下又可发生连锁放大氧化反应，且反应速度加快，反应规模增大，生成的活性氧增多。

1.4 细胞过氧化损伤

1.4.1 脂质过氧化损伤

机体通过酶系统和非酶系统反应产生 $O_2^{\cdot -}$，能攻击细胞膜磷脂中的多不饱和脂肪酸（polyunsaturated fatty acid，PUFA），引发脂质过氧化作用，并由此形成脂氢过氧化物。在溶液中，$O_2^{\cdot -}$ 既可作为还原剂供给电子，又可作为氧化剂接受电子，因此易于歧化反应生成 H_2O_2：

$$O_2^{\cdot -} + O_2^{\cdot -} + 2H^+ \longrightarrow H_2O_2 + O_2$$

同时 $O_2^{\cdot -}$ 能进一步与生成的 H_2O_2 作用，生成 $HO^{\cdot}$：

$$O_2^{\cdot -} + H_2O_2 \longrightarrow O_2 + HO^{\cdot} + HO^-$$

$HO^{\cdot}$是脂质过氧化作用的主要引发剂，它首先从膜磷脂中的多不饱和脂肪酸上抽提（abstraction）一个氢，形成脂自由基（lipid radical，$L^{\cdot}$），然后$L^{\cdot}$与O_2反应生成脂过氧基（lipid peroxy radical，$LOO^{\cdot}$），$LOO^{\cdot}$再从其他 LH 分子上抽提一个氢，形成脂氢过氧化物（LOOH），同时又生成新的$L^{\cdot}$：

$$HO^{\cdot} + LH \longrightarrow L^{\cdot} + H_2O$$

$$L^{\cdot} + O_2 \longrightarrow LOO^{\cdot}$$

$$LOO^{\cdot} + LH \longrightarrow LOOH + L^{\cdot}$$

$LO^{\cdot}$较$LOO^{\cdot}$更活泼，它们都可以进一步引发自由基反应，特别是可以导致不断产生 LOOH 的自由基链式反应和链式支链反应（chain branching reaction），见图 1－3。

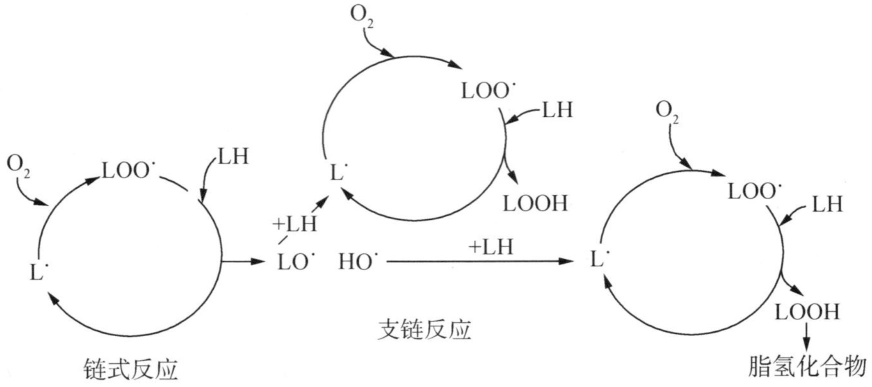

图 1－3　脂质过氧化的链式反应和链式支链反应[4]

脂质过氧化作用的机制经历三个过程，即 ROS 的引发作用，链式和链式支链反应的传播扩增作用，以及自由基相互反应的终止作用。脂质过氧化作用一旦被引发，就可以持续地进行，不断地生成$L^{\cdot}$、$LOO^{\cdot}$、LOOH 和一些稳定的非自由基产物，估计一次引发作用能形成 8～14 个传播扩增环而被终止。

一旦细胞膜受到攻击，细胞的流动性和通透性发生改变，如 Ca^{2+} 由外流入，胞浆内 Ca^{2+} 浓度增高，最终导致细胞结构改变和功能紊乱。红细胞膜是最易产生脂质过氧化作用的一种，这是由于红细胞膜上的多不饱和脂肪酸（PUFA）直接暴露在 O_2 下，结果导致红细胞膜的硬度增加，失去变形能力，在微血管的积压下，最终导致溶血。另外，线粒体和微粒体也是最易受过氧化作用的，因为一方面它们含有较多的 PUFA，另一方面它们又含有过氧化作用依赖的血红蛋白。脂质过氧化作用对细胞是一种危害，轻则引起细胞功能紊乱，重则导致细胞消亡。

1.4.2　蛋白质过氧化损伤

蛋白质自身或组成蛋白质的氨基酸一旦受到自由基攻击，通过主链或侧链的氧化作用，形成蛋白质氢过氧化物，导致细胞或细胞成分过氧化损伤。另外，蛋白质氢过氧化物经过渡金属离子的催化，可生成更多的自由基，产生更多的伤害。蛋白质的主要功能与生物代谢、生长、繁殖、感觉和运动等密切相关，蛋白质过氧化损伤将导致这些功能失调或缺失。

1.4.2.1　蛋白质氢过氧化物形成

自由基可以直接作用于蛋白质，也可以通过脂质过氧化物间接与蛋白质产生破坏作用。蛋白质的氧化作用可以是主链的氧化作用，也可以是侧链氨基酸残基的氧化和过氧化，其过程生成蛋白质自由基，继而形成蛋白质氢过氧化物，其可能机制见图1－4。

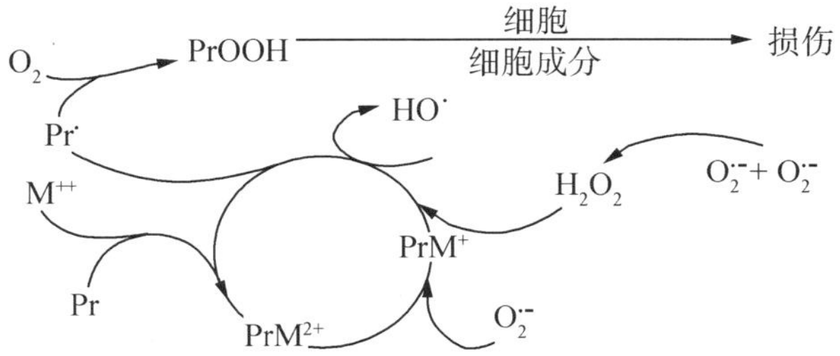

图1－4　细胞中蛋白质氢过氧化物形成的可能机制[4]

细胞中含有丰富蛋白质（Pr），且蛋白质本身还能螯合过渡金属离子（M^{++}），形成蛋白质金属复合物（PrM^{2+}），再与 $O_2^{\cdot -}$ 结合形成 PrM^+。$O_2^{\cdot -}$ 通过歧化反应生成 H_2O_2，H_2O_2 经与蛋白质结合的金属离子 PrM^+ 催化，在结合处生成 $HO^{\cdot}$，$HO^{\cdot}$ 与最邻近的氨基酸反应，抽提氨基酸残基上的 α 氢原子形成蛋白质自由基 $Pr^{\cdot}$，$Pr^{\cdot}$ 很快与 O_2 反应形成蛋白质过氧基，继而形成蛋白质氢过氧化物（PrOOH）。

1.4.2.2　蛋白质氢过氧化物生成新的自由基

蛋白质氢过氧化物在过渡金属离子的催化下发生均裂，生成蛋白质自由基（$Pr^{\cdot}$）和蛋白质过氧基（$PrOO^{\cdot}$），它们一般是不稳定的，能进一步引发新的蛋白质过氧化链式和支链反应，生成众多的新的自由基中间体。

$$PrOOH + Fe^{2+} \longrightarrow PrO^{\cdot} + Fe^{3+} + OH^-$$

$$PrOOH + Fe^{3+} \longrightarrow PrOO^{\cdot} + Fe^{2+} + H^+$$

在 α 碳上形成的氢过氧化物受到 Fe^{2+} 催化能很快分解产生蛋白质自由基，其能按联胺通路和 α－酰胺通路生成一系列产物。用自旋捕捉技术还发现蛋白质氢过氧化物能裂解生成包括$CO_2^{\cdot -}$、碳自由基和一系列$^{\cdot}$CONHR型的活性中间产物。

1.4.2.3　蛋白质过氧化损伤

自由基攻击蛋白质，导致蛋白质的肽链断裂，可使蛋白质发生交联，如半胱氨酸的巯基（—SH）可被氧化生成二硫键（—S—S—），酪氨酸可被氧化成二酪氨酸，这样即可使蛋白质发生分子内或分子间的交联。同时，ROS还可使蛋白质的二级、三级和四级结构破坏，折叠减少，无规律卷曲增加。当蛋白质经受了上述这些变化之后，其生物学功能势必发生巨大的变化。一般来说，凡是能产生ROS的系统（如电离辐射、紫外线照射及化学物质等）都能使蛋白质氧化。如铁酰血红蛋白自由基是由含有血红素（卟啉与Fe^{2+}构成的络合物）的血红蛋白或肌球蛋白，被H_2O_2的2个电子氧化而生成：

$$\text{血红素卟啉}-Fe^{2+}+H_2O_2\longrightarrow\text{血红素卟啉}^{\cdot}-Fe^{3+}+H_2O$$

其中血红素卟啉$^{\cdot}-Fe^{3+}$为自由基，位于蛋白质的表面，易与膜和蛋白质作用，改变酶和膜上受体的功能。另外，卟啉环也易受到H_2O_2的攻击而破裂，释放出Fe^{2+}，催化Fenton反应，生成$HO^{\cdot}$，进一步使蛋白质过氧化损伤。

1.5　自由基的特性

自由基有三个显著的特性，即反应性强、具有顺磁性、寿命极短。这三个显著的特性，是自由基致病、致痛、致衰的主要因素。同时，也是利用其原理进行治病、镇痛、防衰的主要依据。尤其是自由基致痛与去自由基镇痛的理论是通过本书第一次发表。

1.5.1　反应性强

从化学反应的角度来看，反应强弱与反应物质的电子是否配对有关。在所有分子成键过程中，电子都是寻求配对的，自由基不成对的电子也具有这种特性，因此大多数自由基都很活泼，反应性极强，说明它很容易从周围的分子上夺到一个电子，或失去一个电子，结合成为配对电子，变成新的化合物。也就是说自由基极不稳定，既易还原，也易氧化，并呈现连锁反应。这一特性导致自由基极易进攻腺体、细胞、蛋白质、酶和核酸等，直接造成组织损伤。

1.5.2　具有顺磁性

自由基与离子不同，前者往往是共价键化合物发生均裂的产物，后者则为异裂的产物。不管是共价键还是离子键，它们都与电子成对或不成对有关。自由基最大的特点是具有不成对的电子，这一特点影响了对自由基的研究方向，将自由基从化学领域引申到电磁学研究领域，也就是说自由基具有电学和磁学的基本研究内容，包括电荷、电流产生电场、磁场的规律，电场和磁场的相互联系，电磁场对电荷、电流的作用，以及电磁场对物质的各种效应等。还可将自由基的牛顿力学研究推广到量子力学研究内容。尤其是在体内损伤局部自由基增多的状态下，顺磁性的特性更容易表现出来，这种现象将在第3章中详细讨论。

1.5.3　寿命极短

多数自由基的反应性很强，寿命很短，在37 ℃条件下，单线态氧（$^1O_2$）、超氧阴离子自由基（$O_2^{\cdot-}$）和烷氧基（$RO^\cdot$）的半衰期为10^{-6} s，羟自由基（$HO^\cdot$）为10^{-9} s，烷基（$R^\cdot$）为10^{-8}s，烷过氧基（$ROO^\cdot$）为10^{-2}s。正因为如此，不论在溶液中还是生物体内，自由基浓度总是很低的。但也有例外，有些自由基很稳定，如一氧化氮（NO）的半衰期为6～50s。又如多环芳烃自由基和醌类自由基以及自由基自旋标记物（吡啶类自旋标记物、吡咯啉类标记物）等寿命相对都较长。尽管大多数的自由基寿命极短，电子顺磁共振（electron paramagnetic resonance，EPR）光谱可直接测量到病态器官自由基的产生并能描述其特征。

■参考文献

［1］郑荣梁，黄中洋．自由基生物学［M］．北京：高等教育出版社，2007：3－178.

［2］海春旭．自由基医学［M］．西安：第四军医大学出版社，2006：1－87.

［3］陈瑗，周玫．自由基医学基础与病理生理［M］．北京：人民卫生出版社，2002：8－272.

［4］夏铁骑．自由基、活性氧、SOD及植物衰老机理研究的现状与进展［J］．濮阳职业技术学院学报，2005（02）.

［5］陈主初．病理生理学［M］．北京：人民卫生出版社，2006：191－206.

［6］熊双丽，卢飞，史敏娟，等．抗氧化剂的DPPH自由基清除活性评价方法与特性研究进展［J］．西南科技大学生物科学与工程学院学报，2011.

［7］HALLIWELL B，GUTTERIDGE J M C. Free Radicals in Biology and Medicine［M］. 2nd ed. Oxford：Clarendon Press，1989：121，196－276.

［8］OKEZIE I. ARUOMA，MARTIN GROOTVELD，THEESHAN BAHORUN. Free Radicals in Biology and Medicine：From Inflammation to Biotechnology［J］.

Life Sciences, 2006: 1 -4.

[9] INGRAHAM L L, MEYER D L. Biochemistry of Dioxygen [M]. New York: Plenum Press, 1985: 1 -40

[10] XUEPING CHEN, CHUNYAN GUO, JIMING KONG. Oxidative Stress in Neurodegenerative Diseases [J]. Neural Regeneration Research, 2012 (05).

[11] PRASAD SENADHEERA, SHAMALA TIRIMANNE, FRANS J M MAATHUIS. Long Term Salinity Stress Reveals Variety Specific Differences in Root Oxidative Stress Response [J]. Rice Science, 2012 (01).

[12] LANDS WEM. Lipid peroxide actions in the regulation of prostaglandin biosynthesis. Free Radicals in Biology [M]. Vol Ⅵ. New York: Academic Press, 1984: 39 -61.

第2章　组织损伤引起自由基增多

在正常情况下，机体也会产生一定量的自由基，这些自由基可被体内的自由基清除系统迅速清除而不致堆集过多，引起组织细胞损伤。但是，在机械的、电的、温度的、化学的、生物的伤害性刺激下，当其强度增加到一定程度时，都会引起组织细胞损伤，导致组织发炎、缺血缺氧、疼痛，甚至使组织细胞坏死等严重后果。在组织损伤的病理条件下，自由基的生化反应速度加快，使自由基生成增多，而清除自由基的酶活性降低，导致动态平衡严重破坏，最终使机体的损伤局部自由基增多。由于机体内各种组织的细胞致密程度不一样，限制了自由基的自由扩散，加上自由基的生长激增，有可能在损伤组织内部有自由基堆集。

2.1　炎症介质的生成与代谢

损伤组织释放的致炎化学物质有三个来源：一是直接从损伤细胞中溢出，如5－HT和组胺；二是在损伤局部由细胞酶促合成，如缓激肽和前列腺素；三是由伤害性感受器本身释放，如P物质和一氧化氮（NO）等。这些致炎化学物质有的可直接作用于内皮，引起血管通透性升高，如NO。但大多数并不直接作用于局部组织，而是通过这些内源性化学物质的作用而导致炎症，故又称之为炎症介质（inflammatory mediator）。炎症反应是以血管为中心的反应，其特点是使血管扩张、通透性升高、金属离子和白细胞渗出。炎症介质在生成与代谢的过程中，同时会生成各种不同的自由基（有些炎症介质的生成机制尚未清楚），如前列腺素和一氧化氮伴生的超氧阴离子自由基，因而导致体内自由基增多。

2.1.1　前列腺素生成

组织中存在大量的磷脂类物质（phospholipid），它在磷脂酶 A_2 的作用下生成花生四烯酸（arachidonic acid，AA），AA再通过三条途径代谢：前列腺素H合酶（prostaglandin H synthase，PGHS）代谢途径，脂加氧酶（lipoxygenase）代谢途径和细胞色素P－450加氧酶代谢途径。下面以PGHS代谢途径为例来讨论前列腺素的生成（图 2－1）：

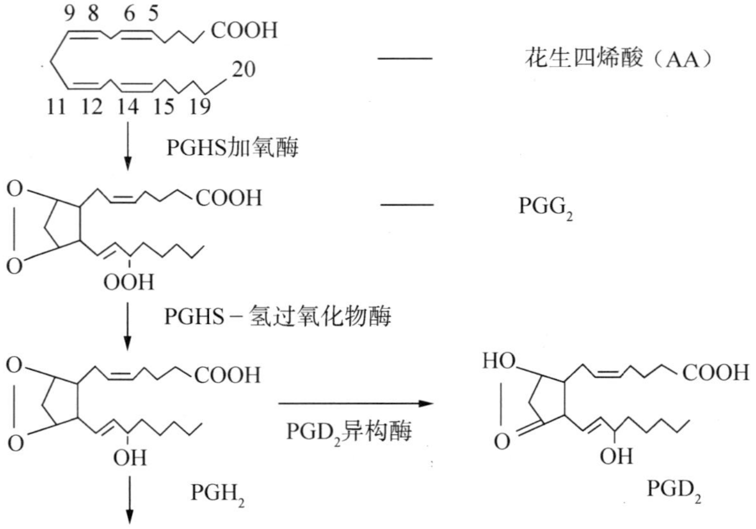

图 2－1　AA 的 PGHS 代谢途径

PGHS 是双功能酶，具有两种酶的活性，一是 PGHS－加氧酶（PGHS－oxygenase），另一是 PGHS－氢过氧化物酶（PGHS－hydroperoxidase）。代谢产物 AA 首先受到 PGHS－加氧酶的催化，加氧分子在 C_9 和 C_{11} 形成内过氧桥，然后分子再重排，在 C_8 和 C_{12} 成键，形成双环结构。再在 15 位上加第二个氧分子生成氢过氧化物 PGG_2，然后 PGG_2 再经 PGHS－氢过氧化物酶催化还原生成 PGH_2。PGH_2 是前列腺素 PGD_2、PGE_2、PGF_2、PGI_2 和 TXA_2 的前身，经过不同的异构酶、合成酶和还原酶的作用，生成各种有生物活性的前列腺素（PGS）。

2.1.1.1　PGS 的生成与自由基产生

PGHS－加氧酶催化 AA 生成 PGG_2，PGHS－氢过氧化物酶催化 PGG_2 生成 PGH_2，同时产生自由基，其催化作用机制见图 2－2。

图的右侧为 PGHS－加氧酶催化环，图的左侧为 PGHS－氢过氧化物酶催化环。图中的数字顺序表示：

1. PGHS 全酶（E）与激活剂氢过氧化物 ROOH 结合成为（E_{ROOH}）。
2. 被激活的加氧酶形成酶结合过氧基 ROO˙（$E_{ROO\cdot}$）。
3. 与花生四烯酸 AA（FH）结合成为（$E^{FH}_{ROO\cdot}$）。
4. ROO˙抽提 AA 中 13 位上的氢，生成 ROOH 和 AA 自由基 F˙（$E^{F\cdot}_{ROOH}$）。
5. F˙与二分子氧结合生成 PGG_2 自由基 $FO_2OO\cdot$（$E^{FO_2OO\cdot}_{ROOH}$）。
6. $FO_2OO\cdot$ 抽提 ROOH 的氢生成自由基 ROO˙（$E_{ROO\cdot}$），PGG_2 生成并从酶上

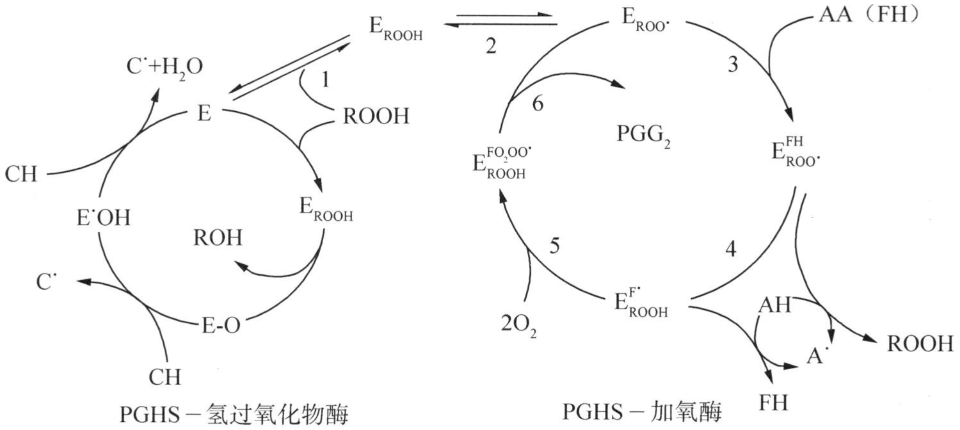

图2－2　PGHS的催化机制

FH：花生四烯酸；AH：抗氧化剂；ROOH：脂氢过氧化物；CH：氢过氧化物酶的共基质

脱落，由此完成一个循环圈，生成自由基F˙和ROO˙中间产物。

左侧环是PGHS－氢过氧化物酶催化环，它催化两个基质，除过氧化物（ROOH）外，还有供氢的基质称氢过氧化物酶的共基质（CH）。氢过氧化物酶催化ROOH生成相应的醇（ROH），并与多余的氧原子结合，氧原子先后与2个供氢基质（CH）的氢结合生成水，同时形成2个共基质自由基C˙。

2.1.1.2　$O_2^{\cdot-}$ 生成的可能机制

较长时期以来对体内PGHS－氢过氧化物酶催化的共基质究竟是何物，产生的又是何种自由基一直不很明确。1987年Kontos根据自己对实验性脑血管损伤的研究，提出过氧化物酶催化的共基质（CH），可能主要是NAD（P）H（－NAD-PH），催化过程中产生的自由基是 $O_2^{\cdot-}$，其反应过程如下（图2－2左侧环）：

$$E + ROOH \longrightarrow E\text{-}O + ROH$$

$$E\text{-}O + NAD(P)H \longrightarrow EOH + NAD(P)^{\cdot}$$

$$EOH + NAD(P)H \longrightarrow E + NAD(P)^{\cdot} + H_2O$$

$$NAD(P)^{\cdot} + O_2 \longrightarrow NAD(P)^{+} + O_2^{\cdot-}$$

上述观点的依据是：在有NAD（P）H参与反应时，PGHS能生成 $O_2^{\cdot-}$，无NAD（P）H参与时则不生成 $O_2^{\cdot-}$，这证明PGHS－氢过氧化物酶催化的共基质是NAD（P）H。当用AA作基质时，吲哚美辛和其他非固醇类抗炎药物能抑制 $O_2^{\cdot-}$ 的生成，当以 PGG_2 取代AA同样能生成 $O_2^{\cdot-}$，但吲哚美辛和其他非固醇类抗炎药物则不显示抑制作用，这说明 $O_2^{\cdot-}$ 是由氢过氧化物酶产生的。

2.1.2　NO 在体内的代谢

一氧化氮（NO 或 NO˙）共有 11 个价电子，其中 N 原子有 5 个价电子，O 原子有 6 个价电子，组成的价键结构式：

$$:\dot{N}:\ddot{O}:$$

N 原子上有一个不成对的电子，所以 NO 是一种典型的气体自由基。因而可以用 NO˙ 来表示。

大量的证据表明，伤害性刺激引起脊髓背角神经元释放 NO，作用于脊髓初级传入神经末梢，参与脊髓伤害性信息传递。炎症时，NO 从周围组织的内皮细胞、巨噬细胞和白细胞中释放，因此，NO 被认为是炎症环境的组成部分。很多哺乳动物的内皮细胞、神经元细胞、平滑肌细胞、巨噬细胞、中性粒细胞、血小板、成纤维细胞和Ⅱ型肺泡细胞都能产生 NO。

NO 是一把双刃剑，有好的一面，如能够松弛血管平滑肌，防止血小板凝聚，是神经传导的逆信使，在学习和记忆过程中发挥着重要作用；巨噬细胞等在吞噬和刺激时活化释放 NO 自由基，作为杀伤外来入侵的微生物和肿瘤细胞的毒性分子。也有不好的一面，如 NO 作为自由基，可以损伤正常细胞，在心肌和脑组织缺血－再灌注损伤过程中和神经退行性疾病中起着重要作用。

2.1.2.1　一氧化氮的生成

体内的 NO 主要是通过一氧化氮合酶（NOS）催化合成。NOS 以 L－精氨酸（L－Arg）和分子氧为底物，在还原型烟酰胺腺嘌呤二核苷酸磷酸（nicotinamide adenine dinucleotide phosphate，NADPH）和（或）四氢蝶呤（tetrahydrobiopterin，H_4B）存在的条件下，NOS 将 NADPH 的电子依次传递给黄素腺嘌呤二核苷酸（flavin adenine dinucleotide，FAD）、黄素腺嘌呤单核苷酸（flavin mononucleotide，FMN）和血红素，最终催化 L－精氨酸末端胍基中一个氮原子和氧分子反应生成胍氨酸和一氧化氮自由基。其主要反应式如下：

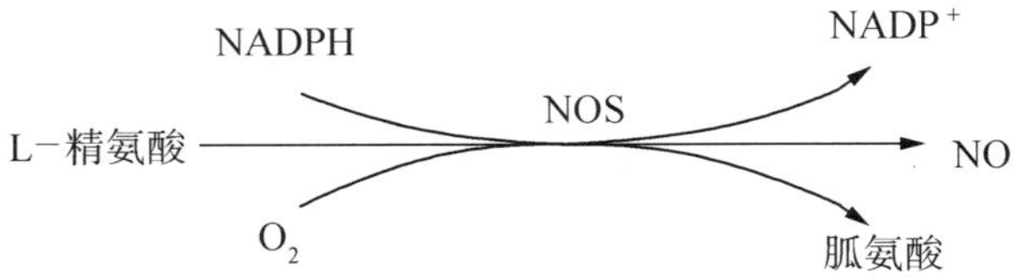

一氧化氮自由基合成过程中，N 原子来源于 L－精氨酸侧链胍基上的 N 原子，而一氧化氮自由基和 L－胍氨酸中的氧原子都来源于氧分子。

2.1.2.2　一氧化氮合酶

NOS 广泛分布于机体各处，包括神经系统的神经元和许多其他组织的细胞中。

NOS 有 3 种亚型，根据分布的组织和来源，NOS 分为神经型一氧化氮合酶（nNOS 或类型Ⅰ）、免疫型（或诱导型）一氧化氮合酶（iNOS 或类型Ⅱ）、内皮型一氧化氮合酶（eNOS 或类型Ⅲ）。根据一氧化氮合酶的调控方式，又可分为内生型一氧化氮合酶（简称 cNOS，包括 nNOS、eNOS）和诱导型一氧化氮合酶（iNOS）。

cNOS（内生型）在乙酰胆碱、缓激肽的作用下，细胞内 Ca^{2+} 浓度增加，使 Ca^{2+}/钙调蛋白（calmodulin，CaM）稳定地结合到 cNOS 分子中，使 cNOS 活化。如果底物 L－精氨酸、NADPH 及辅助因子黄素腺嘌呤二核苷酸、黄素单核苷酸、血红素和四氢生物蝶呤也结合到 NOS 分子的各自位点，则可迅速启动酶促反应，生成 NO。其中 nNOS 主要分布在神经元、脑表皮细胞中，是一种单体酶蛋白分子，eNOS 存在于血管内皮、肾小管上皮和卵巢等细胞中。

iNOS（诱导型）是巨噬细胞中的诱导酶，只在内毒素和 y－干扰素等诱导因素作用下才表达，主要分布在巨噬细胞、中性粒细胞、成纤维细胞、脂肪细胞、肝细胞及肿瘤细胞等处。

2.1.2.3 一氧化氮的代谢

NO 能与超氧阴离子自由基（$O_2^{\cdot -}$）反应生成一种叫过氧亚硝酸（peroxynitrous acid，ONOOH）的强氧化剂。

$$O_2^{\cdot -} + NO \longrightarrow ONOO^-$$

$$ONOO^- + H^+ \longrightarrow ONOOH$$

在酸性条件下，$ONOO^-$ 能质子化生成 ONOOH。NO 和 $ONOO^-$ 相对地较 $HO^{\cdot}$ 和 ONOOH 稳定，能扩散至靶细胞或靶细胞器，至此 NO 与 $O_2^{\cdot -}$ 反应形成 $ONOO^-$，$ONOO^-$ 质子化生成 ONOOH。

2.2 有菌性炎症反应

细菌、病毒等微生物可引起细胞各种各样的损伤性病变，与此同时机体的局部和全身则发生一系列防御性反应，以局限和消灭损伤因子，清除和吸收坏死组织及细胞碎片，并修复其损伤，这就是所谓的有菌性炎症反应。有菌性炎症反应的最大特点是渗出吞噬细胞对致病因子进行吞噬，并激活 NADPH 氧化酶和 MPO－H_2O_2－卤化物系统，释放大量活性氧（reactive oxygen species，ROS）和自由基，杀伤和消灭致病因子。

2.2.1 吞噬细胞的作用

吞噬细胞包括中性粒细胞、嗜酸性粒细胞、单核细胞和巨噬细胞，它们在急性炎症和慢性炎症反应过程中扮演着重要角色，保护机体免受细菌和病毒等致病因子的侵袭。一旦机体组织受到致病因子攻击，即刻就会引发炎症（inflammation）反应，渗出吞噬细胞，在损伤局部发挥防御作用。

炎症反应最重要的特征是血管通透性增加，使吞噬细胞渗出。炎症反应最重要的功能之一是将吞噬细胞输送到炎症局部。受到炎症局部趋化性物质的作用，吞噬细胞由血液向炎症局部迁移，被炎症局部调理素（免疫球蛋白或补体）包绕的致病因子与吞噬细胞表面的特异性受体 Fc、C_3b 进行辨认，一旦识别后立即相互黏着，进行吞噬。

颗粒性致病因子被吞噬细胞所吞噬，内饮入胞浆的液泡中形成吞噬体（phagosome）并与溶酶体颗粒融合形成吞噬溶酶体（phagolysome）。被融合的溶酶体向吞噬溶酶体中释放活性酶，以破坏各种微生物的物质，如细菌的胞膜、胶原、弹力纤维和黏多糖等。溶酶体颗粒与吞噬体融合的过程称为脱颗粒作用（degranulation）。

如果致病因子不是颗粒性的，而是可溶性的，如趋化性肽，它与吞噬细胞表面受体相互作用也能诱导脱颗粒作用，但这时的颗粒脱落在细胞之外。

一旦吞噬的异物被辨认，吞噬细胞立即出现耗氧量增加，表现为磷酸戊糖通路代谢活性增高和产生 $O_2^{\cdot-}$ 等氧代谢物。

2.2.2 NADPH 氧化酶的激活

吞噬细胞中的 NADPH 氧化酶包埋在细胞膜的脂质双层中，一小部分突出在细胞膜的胞浆面，是 NADPH 的结合部位。NADPH 可以作为电子供体通过跨膜蛋白 Cyto－b558 将 O_2 还原为 $O_2^{\cdot-}$，以其来杀死外来微生物（图 2－3）。Cyto－b558 由两个非共价键结合的亚基组成，其中一个为 22kD 的多肽（$p22^{phox}$），另一个为 91kD 的糖蛋白（$gp91^{phox}$）。另外细胞质因子 $p40^{phox}$、$p47^{phox}$、$p67^{phox}$ 和小分子 G 蛋白 Rac 也参与产生 $O_2^{\cdot-}$ 的过程。因此，NADPH 氧化酶是一个多成分组成的酶。在吞噬细胞静息时上述细胞质因子和小分子 G 蛋白存在于胞浆中，当受到外界微生物因子刺激时，胞浆中的细胞质因子和小分子 G 蛋白就会向浆膜移动，与 Cyto－b558 结合，组成有功能的酶，激活 Cyto－b558，产生 $O_2^{\cdot-}$。

吞噬细胞在吞噬过程中其耗氧量激增，可达正常耗氧量的 2～20 倍，并激活 NADPH 氧化酶，催化还原型辅酶Ⅱ（NADPH）单电子还原生成 $O_2^{\cdot-}$。

$$2O_2 + NADPH \xrightarrow{\text{NADPH 氧化酶}} 2O_2^{\cdot-} + NADP^+ + H^+$$

生成的 $O_2^{\cdot-}$ 经超氧化物歧化酶（SOD）催化生成 H_2O_2：

$$O_2^{\cdot-} + O_2^{\cdot-} + 2H^+ \xrightarrow{SOD} H_2O_2 + O_2$$

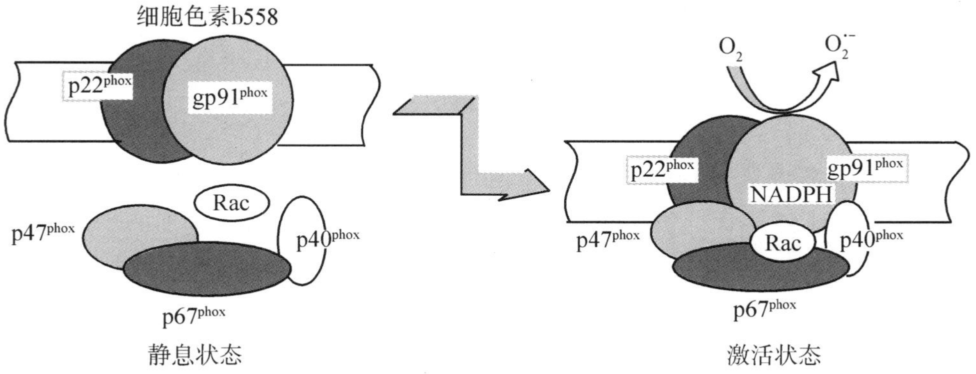

图 2－3　NADPH 氧化酶的静息与激活

生成的 H_2O_2 一方面经 Fenton 反应生成 $HO^{\cdot}$，

$$O_2^{\cdot -} + H_2O_2 \xrightarrow{\text{铁盐催化}} O_2 + HO^{\cdot} + OH^-$$

另一方面成为 MPO－H_2O_2－卤化物系统中的反应成分，生成杀菌能力更强的次氯酸。

2.2.3　MPO－H_2O_2－卤化物系统反应

髓过氧化物酶（MPO）、H_2O_2 与卤化物联合，组成一个杀菌力极强的 MPO－H_2O_2－卤化物系统，其中 MPO 是一种血红蛋白，相对分子质量约 150kD，存在于吞噬细胞的嗜苯胺蓝颗粒（azurophilic granules）中（图 2－4）。

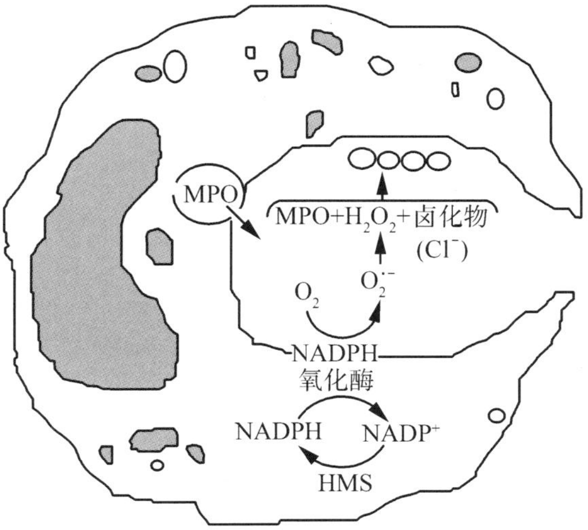

图 2－4　髓过氧化物酶－H_2O_2－卤化物系统

当吞噬细胞受到外界刺激，在 NADPH 氧化酶被激活的同时，伴随着细胞的脱颗粒作用及其酶的释放，颗粒中髓过氧化物酶的释放促使 MPO－H_2O_2－卤化物系统的激活。在有氯化物存在的条件下，MPO 催化卤素离子与 H_2O_2 反应生成次氯酸：

$$H_2O_2 + Cl^- + H^+ \xrightarrow{MPO} HClO + H_2O$$

HClO 是一种强氧化剂和杀菌因子，$HO^{\cdot}$ 是另一种杀菌因子，因此，NADPH 氧化酶和 MPO－H_2O_2－卤化物系统是吞噬细胞在吞噬过程中最有效的两个杀菌环节，前者生成的 $HO^{\cdot}$ 几乎对所有生物都有杀伤作用，后者生成的 HClO 杀菌效能比单独 H_2O_2 强 50 倍，而且对细菌、真菌、支原体和病毒均有杀伤效应。

2.3　无菌性炎症反应

无菌性炎症反应是指没有细胞、病毒等微生物参与的炎症反应，也就是说在组织损伤过程中无细菌、病毒等微生物感染。其防御反应与有菌性炎症反应相同，也有吞噬细胞渗出，但吞噬反应不像有菌性炎症那么激烈。无菌性炎症反应的主要特点是以金属离子渗出（有菌性炎症反应也有渗出）为主，吞噬细胞渗出为辅。金属离子通过自身氧化还原反应，生成大量自由基，刺激损伤局部，导致水肿加重，疼痛加剧，进一步损伤组织细胞。

2.3.1　铁离子氧化还原反应

成人体内大约含有 4g 铁，血红蛋白中的铁占人体总量的 2/3，有 10% 存在于肌红蛋白中，含铁酶及转铁蛋白（transferrin）中含有少量，剩余的部分存在于细胞内的铁蛋白（ferritin）和含铁血黄素（hemosiderin）中。它们在肝、脾和骨髓中的含量最多。

食物中非血红素铁以氧化型（Fe^{3+}）存在，必须将食物溶解后还原成二价铁才能被吸收，胃中盐酸可以促进其溶解，食物中的维生素 C 则可还原一定量的二价铁。铁的吸收主要在空肠上段，经吸收的铁与血浆转铁蛋白结合后运至各个细胞，合成含铁酶和蛋白质。

转铁蛋白与细胞表面受体结合，胞饮入胞浆的液泡中。液泡内容物被酸化，促进铁的释放，然后脱铁转铁蛋白（apotransferrin）从细胞中排出。被释放的铁与细胞成分 ATP、GTP 和柠檬酸等分子结合，这些非蛋白质结合铁，作为可流动的低相对分子质量铁代谢库用于合成含铁蛋白和酶。细胞不需要的铁可贮存在铁蛋白中备用。

组织损伤后，微循环很快发生血液动力学变化，即血流和血管口径的改变。这种血液动力学变化，将导致局部充血、渗出、炎症发生、组织缺血等反应，这些病理反应都能产生大量自由基。如血管动力学变化，引起血流受阻，血管通透性增加，铁、铜等金属离子随血浆进入损伤组织，通过自身氧化反应，生成自由基。二价铁的氧化还原反应如下：

$$Fe^{2+} + O_2 \longrightarrow Fe^{3+} + O_2^{\cdot -}$$

$$Fe^{2+} + H_2O_2 \longrightarrow Fe^{3+} + HO^{\cdot} + OH^-$$

铁与 $O_2^{\cdot -}$ 作用生成具有很高活性的活性氧高铁酰［perferryl（FeO_2^{2+}）］和铁酰［ferryl（FeO^{2+}）］自由基复合物：

$$Fe^{3+} + O_2^{\cdot -} \longrightarrow Fe^{3+}\ O_2^{\cdot -}$$

$$Fe^{3+}\ O_2^{\cdot -} \longrightarrow Fe^{2+}\ O_2\ (Fe\ O_2^{2+})$$

$$Fe^{2+}\ O_2 + Fe^{2+} \longrightarrow Fe^{2+}\ O_2\ Fe^{2+}$$

$$Fe^{2+}\ O_2\ Fe^{2+} \longrightarrow 2\ Fe^{2+}\ O\ (FeO^{2+})$$

铁催化巯基化合物生成超氧阴离子自由基，催化 Haber - Weiss 反应生成毒性大的 $HO^{\cdot}$：

$$2GSH + 2O_2 \xrightarrow{Fe} GSSG + O_2^{\cdot -} + 2H^+$$

$$O_2^{\cdot -} + H_2O_2 \xrightarrow[\text{Fenton 反应}]{Fe} HO^{\cdot} + OH^- + O_2$$

催化脂氢过氧化物均裂产生 ROO 和 RO，ROO 和 RO 可引发新的脂质过氧化的链式反应，生成更多的活性氧。

$$2ROOH \xrightarrow{Fe} ROO^{\cdot} + RO^{\cdot} + H_2O$$

2.3.2　铜离子氧化还原反应

成人体内大约含 80mg 铜，食物中的铜以氨基酸（组氨酸）或小肽复合物的形式由胃或小肠上段吸收。这些铜的小分子复合物进入血液，大部分与血浆中的清蛋白紧密结合，并迅速与铜复合物形成平衡。肝脏摄入的铜结合在糖蛋白 - 铜蓝蛋白（ceruloplasmin）上，然后释放入循环血中（正常血浆含铜蓝蛋白 220 ~ 400mg/L）。血浆中大约 95% 的铜存在于这种糖蛋白中，其余部分结合在清蛋白和氨基酸上。而在细胞内金属硫蛋白（metallothionein，MT）则是主要的铜离子结合蛋白。虽然最近发现酵母和哺乳动物细胞内存在各种铜离子的运载体，但细胞内过量的铜离子主要与 MT 结合。MT 是一种富含金属的小分子蛋白质，其功能是结合有毒金属（如镉和铜），减轻其毒性作用。

铜是维持生命活动所必需的微量元素，它作为辅助因子参与多种酶的组成，如细胞色素氧化酶、超氧化物歧化酶（SOD）和酪氨酸酶（tyrosinase）等。铜又是一种过渡金属，以 Cu^+ 和 Cu^{2+} 两种形式存在，可参与多种氧化还原反应，产生活性氧。在体内铜可参与以下氧化还原反应：

$$H_2O_2 + Cu^+ \longrightarrow Cu^{2+} + OH^- + HO^{\cdot}$$

$$H_2O_2 + Cu^{2+} \longrightarrow Cu^+ + 2\ O_2^{\cdot -} + H^+$$

$$Cu^{2+} + Vc \longrightarrow Cu^+ + Vc^{\cdot}$$

$$LOOH + Cu^+ \longrightarrow Cu^{2+} + OH^- + LO^{\cdot}$$

$$LOOH + Cu^{2+} \longrightarrow Cu^+ + LOO^{\cdot}$$

体外实验证实，游离铜和 H_2O_2 作用能生成 $HO^{\cdot}$。同时在实验系统中加入生理浓度量的组氨酸或清蛋白可以抑制 $HO^{\cdot}$ 的生成。因此，在生理状态下，血液中的铜离子不可能产生 $HO^{\cdot}$，同样，细胞内的蛋白质浓度是十分高的，游离的铜离子可以立刻被蛋白质结合，使之不可能产生 $HO^{\cdot}$。但是，在组织损伤的情况下，大量游离的铜离子从损伤细胞溢出，可生成大量的自由基。

2.4 缺血、再灌注和少血反应

缺血是指血管内血液断流，组织完全没有血液供给；再灌注是指组织缺血一段时间后再恢复血液灌注，企图恢复血管内正常血流。两者合称缺血－再灌注。少血是指血管内没有完全断流，仍有部分血液流过，但组织长期处于血氧不足，故又称为组织供血不足。缺血－再灌注时不但没有恢复血供，反而加重缺血反应，是冠心病和中风等疾病致死的主要原因，少血是肌痉挛、肌萎缩，甚至是肌坏死的主要原因。两者的致病原因虽然不一样，但诱发自由基增多的机制是相同的。

2.4.1 缺血－再灌注损伤

1955 年 Seweii 报道，结扎犬冠状动脉后，如突然解除结扎恢复血流，部分动物可立即因发生心室纤颤而死亡。5 年之后，Jennings 首次提出心肌再灌注损伤的概念，证实再灌注损伤会引起心肌超微结构不可逆坏死，包括爆发性水肿、组织结构崩解、线粒体内磷酸钙颗粒形成等。缺血－再灌注损伤（ischemia－reperfusion injury，IRI）是指组织缺血后，在一定条件下使血液再恢复灌流，部分动物或患者的细胞功能代谢障碍及结构破坏，不但未得到恢复反而加重的现象。缺血所引起的组织损伤是冠心病和中风等致死性疾病的主要原因。在创伤性休克、外科手术、器官移植、烧伤、冻伤和血栓等血液循环障碍时都会出现 IRI。但仅仅缺血还不足以导致如此严重的损伤，只有在缺血一段时间，然后血流又突然恢复（即再灌注）时才出现。

2.4.2　供血不足损伤

损伤常伴有肌反应，包括骨骼肌反应、平滑肌反应和心肌反应。如患者疼痛时面部表情痛苦，躯体姿势异常，心跳加快，血压升高，恶心呕吐，骨骼肌痉挛，以及行为举止改变等。临床上常根据这些生理性和病理性表现来进行诊断和治疗。骨骼肌反应可分为三类：①保护性肌反应：此类肌反应能使机体处于某一体位或产生逃避行为，免受疼痛之苦或减轻疼痛。②自损性肌反应：持续性肌紧张可导致慢性劳损，如体位性或退变性颈、肩、腰、腿疼痛。③牵涉性肌反应：如内脏痛牵涉到体表的肌紧张，躯体痛牵涉到远离病灶的肌紧张。持续性肌紧张（肌痉挛）或过度性肌紧张（肌挛缩）都可压迫神经血管，导致组织供血不足，是肌萎缩甚至肌坏死的主要原因。神经血管受压，代谢产物和炎症介质淤积，形成病理性刺激，导致损伤局部疼痛、怕冷、萎缩、钙化，甚至细胞凋亡等病理性反应。

2.4.3　IRI 基本表现

在动物实验中发现，结扎犬的冠状动脉造成局部心肌缺血，再打开结扎的动脉，使血流重新开放，但缺血区微血管却不再开放，局部组织细胞不能得到充分的血液供应，从而出现一种无再灌注现象（no – reperfusion phenomenon）。此后的研究发现，这种无再灌注现象除了见于心肌，也见于脑、肾、骨骼肌等。虽然在表面上结扎的血管已经开放，但缺血的组织细胞并未能得到实质上的血液灌注，继续处于缺血状态，导致损伤加重，即 IRI 实际上是缺血作用的延续和叠加。

大量的研究表明，不同组织的 IRI 有不同的反应机制和损伤过程，但其共同的表现有：

1. 细胞肿胀。缺血可引起细胞膜 $Na^+ - K^+$ 泵功能障碍，造成钠、水在细胞内潴留，因而再灌注时缺血区细胞发生肿胀。同时，缺血及再灌注时，内皮细胞也会发生肿胀。而内皮细胞向管腔内伸出的突起则可造成管腔狭窄，水肿又压迫微血管引起回流受阻，阻碍血液灌注，使细胞水肿进一步加重。

2. 微血管堵塞。研究表明，缺血一定时间后血管内的血小板沉积量增加，白细胞（主要是中性粒细胞）明显聚集。组织学上可见白细胞嵌顿，阻塞毛细血管。正常灌注情况下，每 2433μm 到 3261μm 长的毛细血管中可发现一个白细胞，而在缺血时白细胞数量可增加 10 倍，平均约 292μm 长的毛细血管即有一个白细胞。此外，缺血时红细胞可呈叠连状聚集，但这并非血管阻塞的主要原因，纤维蛋白栓塞和微血栓形成可能在血管阻塞中起主要作用。

3. 细胞钙超载。细胞钙含量过高，形成钙超载是再灌注损伤的一个重要特征，其局部的自由基含量可明显增加。研究发现，在 IRI 部位，白细胞大量聚集，除了形成微血栓外，还可诱发多种自由基（包括氧自由基、ROS 和脂类自由基）大量生成。同时，血管内皮细胞和组织的损伤越重，白细胞聚集越多，测定其自由基含量也越高。

4. 前列腺环素升高。缺血－再灌注时，由于细胞内 Ca^{2+} 超载，激活了钙依赖的磷脂酶，引发花生四烯酸（AA）的代谢。AA 通过环氧化酶和脂氧合酶的作用产生大量的 $O_2^{\cdot-}$ 和 H_2O_2，它们作用于细胞膜形成脂质过氧化物，脂质过氧化物又可加速 AA 代谢。同时，AA 代谢中产生的大量氧自由基又进一步促进 AA 代谢及前列腺环素与血栓素不平衡，形成恶性循环。

2.4.4 自由基反应机制

毛细血管内皮细胞内存在两种酶，即黄嘌呤氧化酶（xanthine oxidase，XO）和其前身黄嘌呤脱氢酶（xanthine dehydrogenase，XD）。正常情况下，前者为 10%，后者为 90%。在缺血或供血不足状态下，ATP 合成减少而缺乏，膜泵功能下降，使浓度远高于细胞内的细胞外 Ca^{2+} 大量渗入细胞内，激活 Ca^{2+} 依赖性蛋白水解酶，使 XD 大量转变为 XO。同时，缺血还将造成 ATP 降解，成为 ADP、AMP 和次黄嘌呤。此过程不但无能量释放，还使缺血组织内 XO 的催化底物次黄嘌呤大量堆积。此时有氧进入损伤局部，黄嘌呤氧化酶催化分子氧还原成超氧阴离子自由基（$O_2^{\cdot-}$）：

$$\text{次黄嘌呤} + O_2 + H_2O \xrightarrow{XO} \text{黄嘌呤} + O_2^{\cdot-} + H_2O$$

$$\text{黄嘌呤} + O_2 + H_2O \xrightarrow{XO} \text{尿酸} + O_2^{\cdot-} + H_2O$$

供血不足时，损伤组织内仍有氧输入，但输入量比正常时减少，在黄嘌呤氧化酶的催化下，氧分子成为电子受体，生成大量的 $O_2^{\cdot-}$。

缺血－再灌注时，大量分子氧随血液进入缺血组织，XO 在催化次黄嘌呤转变为黄嘌呤并进而转变为尿酸的两步反应中，同样以分子氧为电子接受体，从而产生大量的 $O_2^{\cdot-}$。

因此，两者生成自由基的机制是相同的，只不过生成的数量有所不同而已。$O_2^{\cdot-}$ 形成后，通过单电子还原，形成 H_2O_2。这一反应可以是自发的，但超氧化物歧化酶（SOD）可加速该反应的发生。H_2O_2 在金属离子的参与下，进一步单电子还原，生成毒性较大的 $HO^{\cdot}$。

■参考文献

[1] 陈瑗，周玫. 自由基与衰老 [M]. 北京：人民卫生出版社，2004：1－22.
[2] 赵保路. 一氧化氮自由基 [M]. 北京：科学出版社，2008.

[3] 郑荣梁，黄中洋. 自由基生物学 [M]. 北京：高等教育出版社，2007：27-40.
[4] 赵克然，杨毅军，曹道俊. 氧自由基与临床 [M]. 北京：中国医药科技出版社，2000：47-56.
[5] 陈瑗，周玫. 自由基医学基础与病理生理 [M]. 北京：人民卫生出版社，2002：8-272.
[6] 武忠弼. 病理学 [M]. 北京：人民卫生出版社，1979：93-99.
[7] 海春旭. 自由基医学 [M]. 西安：第四军医大学出版社，2006：1-87.
[8] HUIPING ZHOU, DINGZONG GUO, JIANZHONG HE. Effect of Selenium Poisoning on Immune Function and Oxygen Free Radicals in Erythrocyte of Pig [J]. Animal Husbandry and Fee Science, 2009 (Z3).
[9] XIANGMIN SHEN. Neuroprotective role of edaravone and the effects of endoplasmic reticulum stress in an adult rat model of focal cerebral ischemia/reperfusion [J]. Neural Regeneration Research, 2010 (03).
[10] THOMASZ BRZOZOWSKI. Implications of reactive oxygen species and cytokines in gastroprotection against stress-induced gastric damage by nitric oxide releasing aspirin [J]. International Journal of Colorectal Disease, Springer-Verlag, 2008: 320-329.
[11] MORSON AR. Arachidonic acid metabolism by kidney tissue: Role of thromboxane A_2 in pathogenesis of renal disease [M]//HAGYELI RJ. Atherosclerosis reviews. New York: Raven Press, 1985: 15-26.
[12] VILLEGAS, MARTIN M J, CASA C LA, et al. Effects of meloxicam on oxygen radical generation in rat gastric mucosa [J]. Inflammation Research, 2000 (7).
[13] JISHENG WANG. Neuroprotective Effects of Total Saponins from Rubus Parvifolius on Cerebral Ischemia/Reperfusion Injury in Rats [J]. Neural Regeneration Research, 2012(03).
[14] FENG TAN. Expression of Neurocan mRNA and Ultrastructure of Brain Tissue after Cerebral Ischemia and Reperfusion in Stroke-prone Renovascular Hypertensive Rats Treated by Electroacupuncture [J]. Neural Regeneration Research, 2011 (36).

第 3 章 “自由基堆集致痛”新观点

测试表明，损伤内部有自由基堆集和负电位存在。这种同时检测出自由基和负电位存在的原因是由于自由基具有未配对的电子。负电位存在就意味着损伤内部构成了一个负极半电池，而负极半电池的反应特点是接受电子，产生负电流，刺激邻近的伤害感受器，使离子通道的膜电位发生去极化。电压门控通道内的 S4 螺旋在负电场作用下发生旋转和移位，导致通道构象改变，离子通道被激活，通道门开放，离子随之而进出，使膜电位反转，产生了动作电位。动作电位通过阈值、潜伏期和不应期的共同作用，以频率的形式对伤害性刺激进行编码，同时通过传递损伤信号的 A_{δ} 纤维和 C 纤维将伤害性信息向中枢传入。

“自由基堆集致痛”新观点的最大特点是将伤害性刺激转换成为电能。其能量转换机制是由于伤害性刺激导致组织损伤的同时，组织发生了血管和炎症等应急反应。如炎症反应时组织的耗氧量是正常氧消耗量的 2 ~ 20 倍，并在 NADPH 氧化酶的催化下，组织损伤内部生成了大量的自由基，自由基堆集就意味着负电位存在。伤害性刺激所产生的能量，除了小部分在生成自由基的化学反应过程中变成热能外，其余的能量主要转换成了电能。这种电能既包含了组织损伤的全部信息，又使伤害性感受器产生动作电位而致痛。

本章通过对伤害性感受器基础知识的复习，展开“组织损伤内部有自由基堆集负电位存在，自由基堆集导致疼痛”的讨论。

3.1 伤害性感受器的基础知识

伤害性感受器的基础知识属于神经生物学的内容。之所以首先介绍伤害性感受器的基础知识，是因为本章所讨论的“自由基堆集致痛”新观点中会涉及伤害性刺激的能量转换、组织损伤信息的频率编码、神经元离子通道的开放等内容，为了对它们的概念有一个清晰的认识，容易理解其作用机制，并对最后要讨论的疼痛发生过程有一个完整的印象，故先引入伤害性感受器基础知识进行复习。

3.1.1 伤害性感受器

100多年前，德国生理学家von Frey提出皮肤痛觉源于游离神经末梢。20世纪初英国生理学家Sherrington在刺激皮肤引起脊髓反射的实验中，首次提出了“伤害性感受器”的概念。从此科学家们开始寻找和证明支配人和动物皮肤的各种初级伤害性感觉神经元，在之后的研究中发现，传入感觉的A_δ纤维和C纤维对超强的机械刺激和热刺激产生反应，之后又发现支配肌肉和关节的A_δ纤维和C纤维仅对超出正常生理范围的刺激产生反应。目前普遍认为，伤害性感受器是体内初级感觉神经元的游离末梢，激活引起急性痛及其相关的自主反应。

3.1.1.1 伤害性感受器的定义

背根神经节和三叉神经节中，将伤害性刺激转换成神经冲动的初级感觉神经元的外周部分，被定义为“伤害性感受器”。它们在形态学上是无特化的游离神经末梢，广泛地分布在皮肤、肌肉、关节和内脏器官。不同组织的伤害性感受器在结构上没有明显的不同，但反应特性有较大的差异，如皮肤“机械刺激感受器”仅对机械刺激发生反应，而“多觉伤害性感受器”则对多种不同性质的伤害性刺激（化学、机械、灼热等）产生反应。伤害性感受器激活行使警报器的功能，告知危险存在，使机体避开损伤性刺激，以防止组织损伤。

伤害性感受器对疼痛刺激的鉴别具有明显的特点：第一，对伤害性刺激不要求有特定的刺激模式，也就是说伤害性感受器没有适宜刺激。伤害性感受器大都是多觉性的，对伤害性热、强机械刺激和化学刺激均产生反应。第二，对伤害性刺激的鉴别，一般不需要高增益放大，如对伤害性热和强机械刺激等的鉴别。第三，伤害性感受器不但不易产生适应，而且易产生敏感性增强。如强机械刺激引起许多化学因子从损伤部位释放，使感受器敏感化，从而增加了传导通路的增益。敏感化有明显的保护意义，使机体免受进一步损害。但它也是痛觉过敏产生的机制之一。

3.1.1.2 初级感觉传入神经元

背根神经节细胞是感觉传入的第一级神经元，属于假单极初级感觉神经元，胞体发出的单个轴突在节内延伸一段长度后分为两支：一支为外周神经轴突，伸向外周组织，接受感觉信息；另一支为中枢轴突，将外周信息送至脊髓背角，完成初级感觉信息的传递。当伤害性刺激的强度增加到一定程度时，都会刺激神经末梢，引起冲动（图3－1）。

传导痛觉的神经纤维有A_δ纤维和C纤维两类，其中A_δ纤维是有髓鞘的神经纤维中最细的一类，传导速度为每秒几米，C纤维是无髓鞘的神经纤维，传导速度为每秒1m左右。当躯体某处受到损伤（如挤压伤）时，这一伤害性刺激同时激活

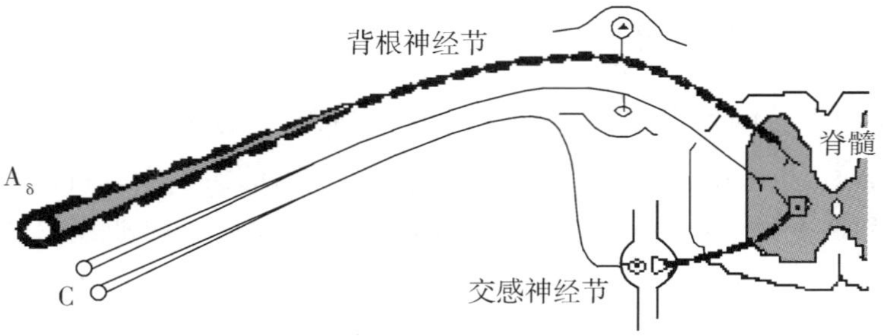

图 3－1 伤害性感受器的两类传入纤维[3]

了 A_δ 纤维和 C 纤维，由于 A_δ 纤维的传导速度快，其传导信息首先到达大脑引起的刺痛称为快痛或第一痛。大约 1 s 后，C 纤维传导的信息到达大脑，引起烧灼性疼痛，称为慢痛或第二痛。快痛的特点是疼痛性质尖锐，定位明确；而慢痛的特点是定位较差，激起更强烈的痛苦情绪反应，其疼痛更加难以忍受。

正常生理状态下，伤害性感受器的激活是痛觉产生的基础，伤害性感受器的传入冲动，经脊髓背角初步整合传递到脑，经高级中枢加工、调制后，最终产生痛觉。但是，在病理状态下，痛觉产生机制更为复杂。由神经断裂损伤激活中枢系统引起的中枢性痛和去传入痛过敏，不依赖伤害性感受器的活动，而是脊髓背角神经元可塑性变化的结果。神经损伤和组织炎症引起的疼痛，不仅包括伤害性感受器的活动，也包括非伤害性感受器的激活机制。

3.1.2 神经元的电特性

神经元是一类高度不对称性的细胞，具有从一个细胞到另一个细胞以及在同一个细胞的不同部分之间进行加工和传递信息的功能。信息沿轴突传递以及神经元表现出的各种电活动，其主要机制是轴突存在着跨轴突膜的电压差，信息在轴突中的传递是以此电压差迅速改变的形式进行的。这些电压的变化通常称之为神经冲动（nerve impulse）或动作电位（action potential），它们沿着轴突从细胞体向着轴突远端部分迅速扩布。

跨神经元胞膜的电位差称之为膜电位（membrane potential）。膜电位是通过离子所携带电荷在膜两侧不均匀分布所引起的，某些离子的跨胞膜活动比另一些离子可能容易得多，而且离子的运动在不同情况下（如静息时和动作电位期间）可能是不同的。这种不同的通透性是由于在胞膜中存在的称之为离子通道（ion channel）的特化蛋白质引起的。这些蛋白质形成了跨膜的亲水性孔道，通过这些孔道特定的离子能够流动，离子通过离子通道流动就担负着神经元中所有电信号的传递作用。

3.1.2.1 静息电位

当轴突不传递神经冲动时，即轴突处于静息状态下，膜电位（V_m）的数值就称为静息电位（resting potential）。神经元的静息电位（V_r）一般在 -40mV 至 -90mV 范围内。按照规定，测量静息电位时是以细胞外液为参考电位来比较和表示膜电位的，也就是说负膜电位是指细胞膜的内侧相比外侧是负的。当膜电位的负值小于静息电位的负值时，我们称之为去极化（depolarization）；当膜电位比静息电位更负时，称之为超极化（hyperpolarization）。

用很细的银丝或用充满电解质溶液的尖端很细的玻璃微电极，插入到细胞内或细胞外液，中间连接一个电位计，就可测量跨膜电压，见图 3-2。

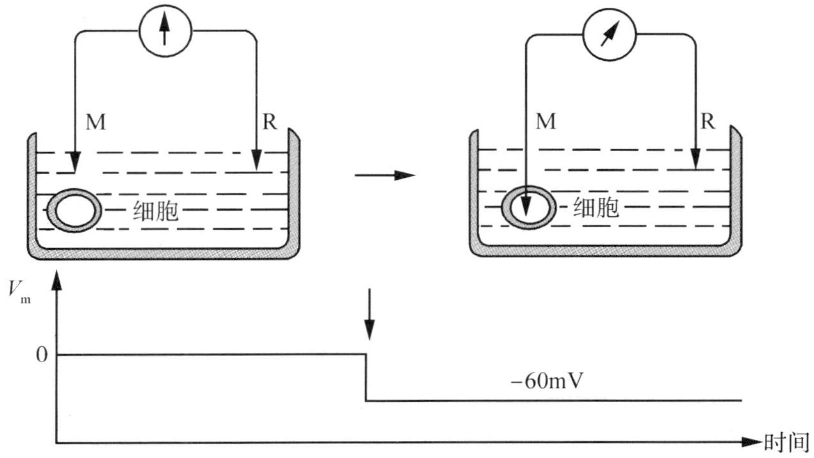

图 3-2　静息电位的测量[4]

由图 3-2 左上图可知，当两个电极都置于细胞外液中时，测量电极 M 和参考电极 R 之间没有电位差。从图 3-2 右上图可知，当测量电极 M 的尖端越过细胞膜时，M 电极和 R 电极之间就有电位差，电位计上突然发生大约 40 ～ 90mV 的负电压偏移。图 3-2 的下图为两次测量的膜电位差的变化曲线，它反映出静息电位是负值。

Ⅰ. 被动膜反应

用图 3-2 右上图测量静息电位同样的方法，将电极 M 插入细胞内，电极 R 置于细胞外液中，将电位计换成正负电源，并分别与两个电极 M 和 R 连接。然后分别向细胞内注入正的（去极化）或负的（超极化）电流，模拟现实中神经元经常被突触活动或感觉输入的生理性相关电流。最后用上述静息电位的检测方法，测量出注入正或负电流后所引起的膜电位的变化，来观察细胞膜电位所引起的被动反应（图 3-3）。

从图 3-3 可以看出，由于首先输入的是一个小的和一个稍大的正电流（去极化），在静息电位的基础上引发膜电位向正方向的两个电位变化，接着输入一个负电流（超极化），膜电位反映一个负方向的电位变化，再输入一个大的正电流（去

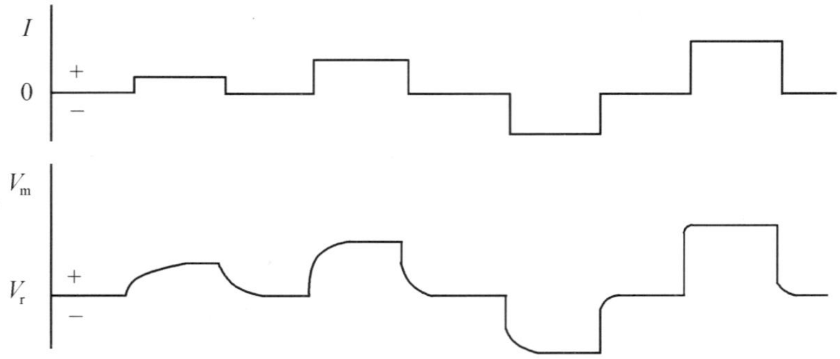

图 3－3　细胞膜的被动反应[4]

极化)，膜电位反映一个大的正方向的电位变化。由此可知，膜电位的电变化是在细胞静息电位的基础上随着注入电流方向和大小做被动反应。

Ⅱ．动作电位

当去极化刺激达到阈值（threshold）时，就会产生动作电位（action potential)。动作电位服从“全或无”定律，不随刺激强度增加而变化。动作电位以频率编码(frequency coding）的方式对刺激强度进行编码（见后述)。

Ⅲ．主动膜反应

前面讨论过膜电位的被动反应，它适用于任何强度的超极化刺激和弱小的去极化刺激。但是，当去极化刺激达到较大的临界刺激强度，即达到阈值时，阈值以下只显示被动反应。而阈值以上则显示出主动反应（active response)，见图 3－4。不同神经元的实际阈值水平是有差异的，但是它倾向于从静息电位起在去极化的10～20mV 范围内。超过阈值，从图 3－4 中可以观察到数毫秒的时程中膜电位有很大的变化，出现了一个波峰，重叠在被动反应之上。即膜电位非常迅速地去极化，然后较慢地返回到静息水平。注意膜电位并不马上回到零，实际上是约为正 50mV（神经细胞膜的内侧对细胞外侧来说短时电位是正的)。

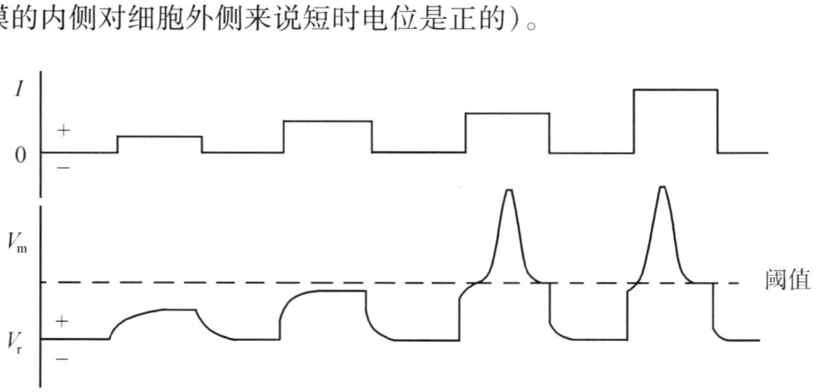

图 3－4　膜电位的主动反应[4]

Ⅳ. 全或无定律

当去极化作用超过阈值时，膜的主动反应称为神经冲动（nerve impulse）或动作电位。这个阈值保证膜对很小的随机去极化不产生动作电位，只有较强的刺激才引起轴突中的动作电位，进行信息的扩布，将信息从神经元的一个部分传递到另一部分，或从一个神经元转导给另一个神经元。

动作电位的一个重要特性是按照“全或无”的方式反应，它遵循轴突信息传递的基本定律——全或无定律（all - or - none law）。也就是说，足够产生动作电位强度的任何刺激都可引起同样大小的动作电位，而与刺激强度无关。换句话说，阈值下刺激时，动作电位不会产生，一旦刺激达到阈值或阈值以上，动作电位就会突然产生，其反应的振幅不再反映刺激的幅值，而是反映刺激的频率。

Ⅴ. 潜伏期与不应期

动作电位发生的频率与刺激强度、潜伏期和不应期三者相关。也就是说，决定动作电位频率高低的主要是刺激强度、潜伏期和不应期三者的共同作用。其中潜伏期是指从刺激开始到动作电位的波峰所延迟的时间，它是刺激强度的函数。观察图3 -4 中的两个动作电位可知，刺激越强，刺激和动作电位之间的延时越短。不应期是指动作电位爆发以后的若干毫秒内，感受器对刺激形成的不应状态（refractory），即不像常态样产生反应。不应期分为绝对不应期（absolute refractory period）和相对不应期（relative refractory period）：绝对不应期是指在此期间内，无论多么强的去极化刺激都不可能诱发出另一个动作电位；相对不应期是指在此期间内刺激必须比正常大得多才能诱发出动作电位（图3 -5）。如果用阈值来描述不应期，问题会更简单。绝对不应期相当于阈值本身无限大，无论多么大的刺激都不会超过它。而相对不应期间，阈值比正常大得多，也就是说，需要比正常刺激强大得多，才能超过它。相对不应期过后，阈值返回到正常水平。

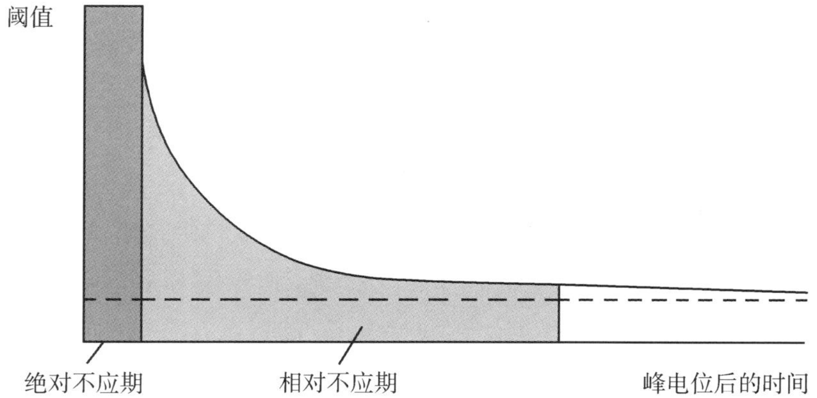

图3 -5　刺激强度与不应期的关系曲线[4]

3.1.2.2 频率编码

当刺激在正常静息阈值以上使感受器去极化的话，可引起一个动作电位。若维持这种去极化刺激，只有当阈值下降返回到持续性刺激的水平以下才能诱发出第二个动作电位（图 3－6a）。正如图 3－5 所描述的那样，动作电位爆发以后存在着不应期，第二个动作电位的诱发需要一定的时间。只要刺激持续存在，感受器将一直发放动作电位，但它们之间存在一定的时间间隔，在刺激期间对于所有循序发生的动作电位均是如此。

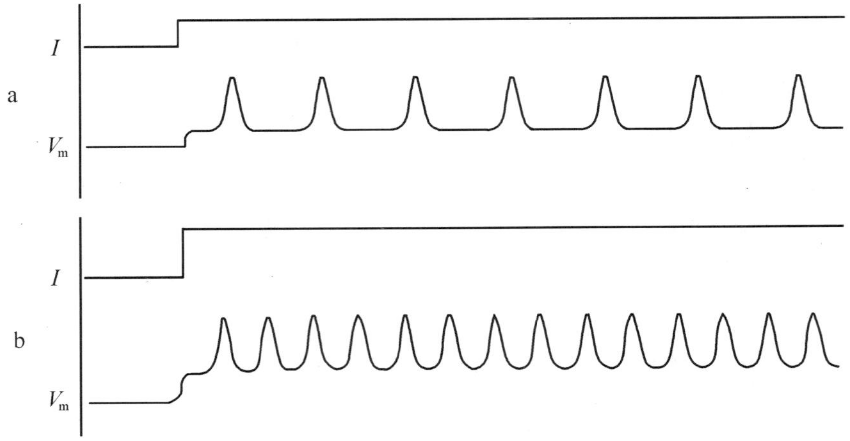

图 3－6　感受器的频率编码[4]

图 3－6b 显示同一感受器对于较大的去极化刺激所发生的反应。一般情况下，只有当阈值下降到刺激水平以下才能重新触发第二个动作电位，但此时有较强的去极化刺激，阈值不需要下降得太多，第二个动作电位就会发生。据此，第二个和随后的动作电位是以较小的延迟而发生。比较图 3－6a 和 b 可以看出较强的刺激在感受器中反映出动作电位有较高的频率。因此，即使动作电位的幅度服从全或无定律，不能反映刺激强度，但阈值、潜伏期和不应期等现象确实使感受器以频率编码的形式对刺激强度进行编码。

3.1.3　细胞膜的离子通道

20 世纪 50 年代中期，有人提出离子电流能够通过膜中亲水性小孔进行流动。虽然这个观点当时已被广泛接受，但直到 20 世纪 70 年代 Erwin Neher 和 Bert Sakmann 发明了膜片钳记录（patch clamp recording）的方法，直接测量各种离子通道活动，才被验证。

现在已知离子通道是细胞膜的结构蛋白中的一类。它们贯穿胞膜并分散地存在于膜中。根据已有的关于离子通道一级结构的资料，可将编码它们的基因分为三个家族，因为每个家族成员都有极为相似的氨基酸序列，所以它们被认为是由共同先祖基因演化而来：①编码电压门控 Na^+、K^+ 和 Ca^{2+} 通道的基因家族。②编码配体门控离子通道的基因家族。此族成员中有由 Ach、GABA、甘氨酸或谷氨酸等激活的离子通道。③编码缝隙连接通道的基因家族。

按离子通道滤过器的离子选择性将离子通道分为阳离子通道和阴离子通道，并且两类通道都容许水分子通过。按闸门的调控方式又可将离子通道分为：①接受膜电位变化的电压门控通道（voltage - gated channel）。这类离子通道的闸门是由电压变化来控制的，属此类型的有电压门控 Na^+、K^+、Ca^{2+} 和 Cl^- 通道，各型又分若干个亚型。②配体门控通道（ligand - gated channel）。这是一类由递质、激素或其他胞内外化学物质激活的通道，根据突触传递的化学信号分为兴奋型（Ach，5 - HT，AMPA，NMDA 受体）和抑制型（GABAa，甘氨酸受体）两类。③机械门控通道（mechanical-gated channel），即由机械牵拉激活的通道，如内耳毛细胞中的牵张感受器通道。

3.1.3.1 细胞膜的等效电路

神经细胞膜和其他细胞膜一样，是一种脂质双层膜，这种脂质双层膜形成了细胞膜内外离子流动的阻力，即在正常情况下，膜外的离子不能流入膜内，膜内的离子也不能流出膜外。据此，这种膜的阻力可以用电阻（electrical resistence，R_m）来表示，以欧姆（Ω）来测量。此外，脂质双层在两个导电溶液之间提供了一个极薄的绝缘层，这就可以看成细胞膜是一个电容器（electrical capacitor）在起作用，它是一种能够隔离和贮存电荷的装置。由此可知，电容器是用法拉第（F）来测量的。这些说明了神经细胞膜相当于由一个膜电阻器（R_m）和一个膜电容器（C_m）并联的等效电路（equivalent electrical circuit），如图 3 - 7a 所示。

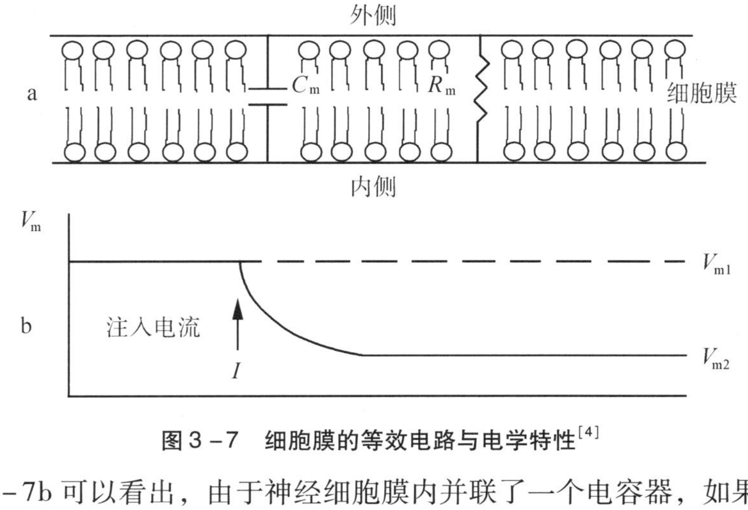

图 3 - 7 细胞膜的等效电路与电学特性[4]

从图 3 - 7b 可以看出，由于神经细胞膜内并联了一个电容器，如果我们向细胞膜内注入电流（I），其膜电压的时程并不是马上精确地反映出注入电流的变化，而是要延迟一段时间才能反映，这种膜电压变化的速率实际上表明了注入电流和膜电容二者的函数关系，可以用公式来表示：

$$dV / dt = I/C_m$$

由于在电压改变以前，膜电容必需充电（或放电），电压变化不可能即刻发生，而需要由膜的时间常数（time constant）所决定的一段时间，即时间常数τ等于膜电阻 R_m 和膜电容 C_m 的乘积：

$$\tau = Rm \cdot Cm$$

在实际检测中发现，尽管在所有被检测的生物膜中，每单位膜的表面积 C_m 非常恒定，约为 1μF/cm^2，但其结果是生物膜中的时间常数变化范围很大。这种不同的时间常数反映了在 C_m 恒定的情况下，一个神经元和另一神经元在 R_m 方面有很大差异，甚至于同一神经元的各个膜区域之间也存在差异。由此说明，R_m 中的这种差异反映了细胞膜中存在着亲水孔道，包括孔道的类型、密度和调节方面的差异。含有亲水孔道的膜，其时间常数在决定神经元的内源性电活动，以及细胞对刺激的反应方面，起着重要的作用。

3.1.3.2 电压门控离子通道

电压门控离子通道属于同一分子的大家族，具有相似的分子结构和结构－功能关系。电压门控钠离子通道是最具代表性的一个，它的分子由 α、β_1 和 β_2 三个亚单位组成，其中 α 亚单位是形成孔道的单位。α 肽链包括 4 个氨基酸序列十分相似的部分，即结构域 Ⅰ ~ Ⅳ。每个结构域含 6 个跨膜 α 螺旋，即 S1 ~ S6 螺旋。利用基因突变技术已经证实，四个相似结构域中的 S5 和 S6 跨膜螺旋共同形成孔道，它们之间向膜折叠的细胞外环构成孔道的内壁，并决定通道的离子选择性和通透性。S4 跨膜螺旋是导致通道激活的电压传感器，其本身带有正电荷。由于在 S4 跨膜段，每隔两个疏水性氨基酸残基就出现一个精氨酸或赖氨酸，因此是一个带正电的跨膜段。在膜发生去极化时，S4 螺旋可在电场作用下发生旋转和移位，导致通道构象改变，使通道激活，通道门打开，离子随之而进出（图 3－8）。

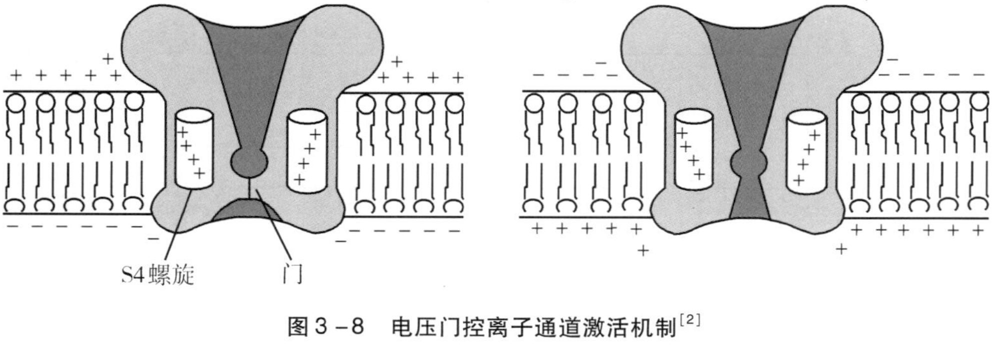

图 3－8 电压门控离子通道激活机制[2]

从图3－8a可以看出，当细胞膜处于外正内负时，门控离子通道关闭。从图3－8b可以看出，当细胞膜处于外负内正时，门控离子通道开放。门控离子通道的开放与关闭全依赖膜外电压的变化而改变。

3.2 组织损伤内部有自由基堆集

人体组织按软硬程度来分，可分为硬组织和软组织，身体内的牙齿、骨骼、毛发、指甲等属于硬组织，皮肤、肌肉、神经、血管等是软组织。硬组织的生长发育、新陈代谢、生理功能、组织损伤的病理变化等与软组织是相同的，没有什么大的差别。

1987年第四军医大学口腔医院黄力子教授用一台牙齿表面电位测试仪测试时发现了一个重要的临床事实：患者口腔内龋变牙面的电位均为负电位，该患牙的正常牙面近似零电位。用化学发光法测得患牙中的龋变组织内有高浓度的自由基，除去患牙中的龋变组织，患牙中负电位基本恢复到正常水平，这一发现验证了硬组织损伤内部有自由基堆集和负电位存在。软组织损伤内部是否也有自由基堆集和负电位存在？与疼痛是否有关？回答是肯定的。根据疼痛定义，疼痛与组织损伤相关；根据肌电图显示，损伤局部有损伤电位存在；根据第2章的讨论，组织损伤引起自由基增多。所以软组织损伤内部肯定也有自由基和负电位存在。

2004年作者在《中国临床康复》上发表了一篇题为《氧自由基致痛机制》的文章，认为疼痛与组织损伤内部自由基堆集和负电位存在有关，当负电位的强度达到阈电位时，就会导致疼痛发生。之后，作者测试了1000例疼痛患者，结果发现软组织损伤内部同样有自由基堆集和负电位存在，验证了疼痛发生与软组织内部的自由基和负电位有关，去除自由基就可消除疼痛。

3.2.1 硬组织损伤电位的测试

1987年第四军医大学口腔医院的研究生王成龙，用一台分辨率为±0.1mV的牙齿表面电位测试仪进行了一项研究。按照图3－9的测试方法：在被测患者口腔保持自然状态，不漱口，不隔离唾液的情况下，将探测电极紧密接触龋变表面，参考电极紧密接触龋牙的正常表面，对龋坏已成洞，洞底有软龋但未穿通至牙髓，无牙髓炎症状的龋病患者共106例进行测试；并随机选择34例健康牙齿，测试同一牙齿不同部位的表面电位差作为对比。

结果显示：106例龋齿牙面相对同一牙齿的健康牙面均呈现负电位，平均为（-126 ± 76.29）mV，34例健康牙齿的不同牙面的生物电位，平均为（-6.15 ± 13.38）mV，而健康牙面之间只有或正或负的微弱电位差，两者之间比较，差异有显著性意义，即$P<0.01$。

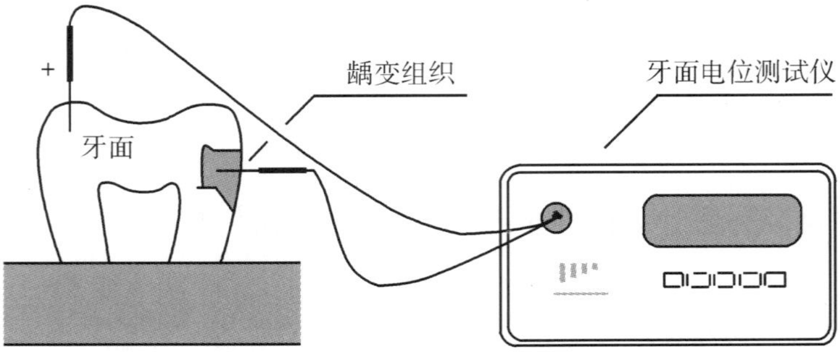

图 3－9　龋变牙面损伤电位的测试[6]

3.2.2　硬组织损伤的自由基测试

继电位测试之后，王成龙采用化学发光法对龋变组织进行了自由基测试：实验组 19 例中为深度龋齿，龋变已成洞，洞底有软龋，但无牙髓炎症状。经牙齿表面电位测试仪测试，龋变牙面全部为负电位。用刮匙取出龋变组织，用 10% 生理盐水按重量比加入龋变组织中稀释，匀浆，离心后，取上清液 0.1mL，分别加入发光剂 Lumino 或发光抑制剂（SOD + Lumino），利用发光光度计测定发光强度。对照组取相同的 19 例龋病患者的唾液，直接加 Lumino 或 SOD + Lumino，测定发光强度。

两组发光值比较：实验组为 15.64 ± 26.85，对照组为 0.17 ± 0.17，实验说明实验组与对照组均含有超氧阴离子自由基，但实验组中的超氧阴离子自由基的水平远远高于对照组。发光强度比：15.64/0.17 = 92 倍，两组之间的发光强度相差近 100 倍，即龋变组织内自由基含量高出同组患者唾液近 100 倍。

3.2.3　软组织损伤电位的测试

2002 年作者最初受到黄力子教授的“龋病发病机理的电化学理论”的启发，联想到作肌电图时所出现的损伤电位，推测软组织损伤内部也同样存在自由基和负电位，并且与疼痛发生有关。于是自制了一台分辨率为 ±0.1mV 的电位差测量仪，参考了王成龙测试龋变牙面电位的方法，选取 100 例前来门诊做针灸治疗的疼痛患者，在自愿的原则下进行损伤电位测试。测试方法是在原来针灸治疗的部位，即在疼痛病灶（阿是穴）上刺入一支针灸针，在离病灶 300mm 的皮下组织刺入另一支针灸针（对照组在健康组织再刺入一支）。这样既不耽误针灸治疗又能进行电位测试。另随机选取 30 例没有疼痛的部位做对比。

测试结果显示：100 例疼痛病灶与健康的皮下组织均呈现出负电位，平均为（－102 ± 62.36）mV，30 例健康组织与健康的皮下组织有或正或负的微小差别，平均为（－5 ± 36.24）mV，两者之间比较，差异有显著性意义，$P < 0.01$。

3.2.4 软组织损伤内部的自由基测试

在软组织损伤内部测试自由基不像龋病测试那样简单，因测试受到多方面因素的影响，如采样方法、样品半衰期、检测方式、在体或离体测试技术等，测试有一定的困难，目前未检索到这方面的成功报导。但可以先测试疼痛与负电位的关系值，再根据已知的条件，利用反证法，来证明损伤局部是否有自由基存在。

根据疼痛定义可知，疼痛与组织损伤相关；根据第 2 章知识组织损伤引起自由基增多，再根据自由基定义，自由基与负电位相关。现已测得软组织损伤内部有负电位存在，据此，已经证明了组织损伤内部有自由基存在。但为了得到进一步确认，作者测试了 1000 例疼痛患者的损伤电位与疼痛的关系值，在 1000 例中选择 600 例完全康复者记录了其不痛数据进行对比，并根据上述疼痛、自由基、负电位三者之间的关系，制定了判断软组织损伤内部是否有自由基存在的标准。其判断标准是：

1. 在疼痛治疗与测试过程中，负电位下降，疼痛指数无变化，说明自由基与疼痛无关，证明组织损伤内部没有自由基存在。

2. 疼痛指数下降，负电位无变化，说明疼痛与自由基无关，也证明组织损伤内部没有自由基存在。

3. 负电位与疼痛指数同时下降或同时上升（自由基未配对的电子带负电），说明疼痛与自由基相关，证明组织损伤内部有自由基存在。

4. 实验组与对照组差异是否有显著性意义，是否呈现出正比的趋势。

2004 年作者自制了一台疼痛测量治疗仪，该仪器既能测量软组织内部的损伤电位和疼痛指数，又能治疗某些疼痛疾病。治疗时，利用电化学反应给出电子，使自由基未配对的电子匹配成对，将组织损伤内部的自由基转变为非自由基物质（参见第 5 章），如果软组织损伤局部的疼痛消失或者减轻，就可证明软组织损伤内部有自由基堆集，并与负电位成正比关系（图 3－10）。

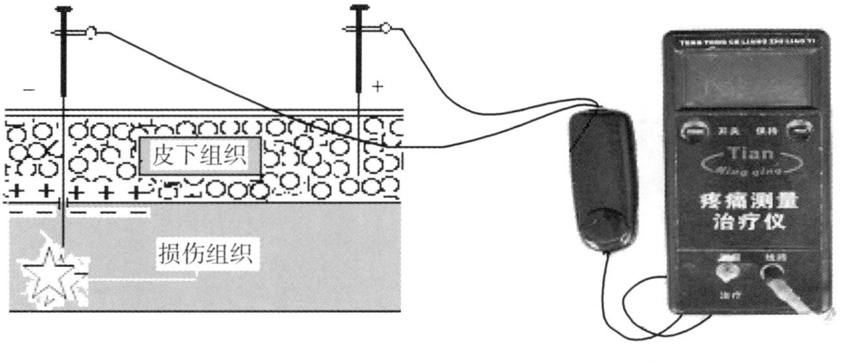

图 3－10 软组织损伤电位与自由基的测试

测量时，首先进行皮肤消毒，选择两支适当型号的针灸针，一支刺入损伤组织的病灶，作为探测电极，另一支刺入离病灶约300mm的皮下健康组织，作为参考电极。将仪器上的鳄鱼夹与两支针灸针连接，按下治疗按钮，负电流从负极流向正极，电子从正极流向负极。组织损伤内部的自由基得到电子转变为非自由基物质而镇痛。在屏幕上会出现损伤电位差和疼痛指数两种显示：一种是显示组织损伤内部与皮下组织两点之间的电位差；另一种是显示伤害性刺激与伤害性阈值之比的疼痛指数（原理见第5章）。

按测试结果显示：

实验组1000例疼痛患者的电位差测试为（-98 ± 32.62）mV，对照组600例为（-5 ± 5.0）mV。两组比较，$P<0.01$，差异有显著性意义。实验组的疼痛指数测试在4~10（10以上无显示），对照组在0~1（0下无显示），两组比较相差4~10倍，差异有显著性意义。测试结果还显示，在电位差测试和疼痛指数测试中同时呈现出正比例下降趋势。

按测试标准显示：

1. 仪器屏幕上显示的电位差和疼痛指数都同时降低，没有同时升高的现象。

2. 没有出现电位差或疼痛指数单独上升或单独下降的现象。

3. 每次治疗结束后屏幕显示的电位差和疼痛指数都有不同程度的下降，同时患者自我感觉疼痛有所减轻，甚至消失。

4. 电位差测试和疼痛指数测试两者都呈现出差异有显著性意义。

根据判断标准，证明组织损伤内部有自由基存在，并与负电位呈现出正比例关系。

3.3 “自由基堆集致痛”新观点

一个致痛新观点的提出，必须符合最基本的致痛标准。所谓致痛的基本标准，就是要迎合伤害性感受器生理或病理的基本需要。如将伤害性刺激转换成电能，迎合伤害性感受器的电传导；能将组织损伤信息编码成频率信号，迎合伤害性感受器的信息传递；能激活感受器，打开离子通道，迎合伤害性感受器产生动作电位而致痛。

“自由基堆集致痛”（free radicals’ packing causing pain）的观点完全符合致痛的基本标准：能将离子通道打开，引起神经冲动；能把疼痛信息编码成电信号向中枢发送；更重要的是它能将各种形式的伤害性刺激转换成电能，解决了长期以来一直困扰神经生物科学家们的一道难题——伤害性感受器的能量转换。

3.3.1 伤害性感受器激活的机制

测试表明，损伤组织内部有自由基堆集和负电位存在。这种负电位的存在，是由于自由基未配对的电子很容易脱离电子轨道，被其他粒子捕获，也容易从其他粒子那里获得一个电子，成为非自由基物质。大量的电子堆集在一起做这种无序运动，就形成了损伤组织内部负电位。此负电位可视为是原电池的负极，当原电池内的电子变为有序运动时，便具有电化学腐蚀作用。由于自由基是电子受体，这种腐蚀作用的特点是向周围组织夺取电子，形成电子流，其腐蚀作用随电子流流动的反方向进行，造成周围组织继发性损伤，生成新的自由基。另外，损伤组织作为原电池的负极，可以产生起始于损伤组织局部的负电流，朝向电位高的伤害性感受器（游离神经末梢）流动。伤害性神经末梢静息（极化状态）时，细胞膜外为正电位，膜内为负电位。当负电流刺激达到阈值电位时，电压门控离子通道中的“S4螺旋”在负电场作用下发生旋转和位移，Na^+、K^+通道开放，膜电位反转，变成膜外为负、膜内为正，产生了动作电位，引发神经冲动（参见图3－8）。这种神经冲动将组织损伤的信息沿外周神经传入中枢，经中枢神经系统总合和调控后引发了痛反应和痛知觉。

3.3.2 伤害性刺激能量的转换

机械的、电的、温度的、化学的伤害性刺激达到一定强度时都会造成组织损伤。人体对这种组织损伤所产生的第一种防御反应就是引发炎症，炎症可表现为红、热、肿、痛，其中痛就表示有自由基堆集。自由基的产生是炎症在吞噬过程中使白细胞的耗氧量骤增，可达正常消耗量的2～20倍，这一过程称为“呼吸爆发”，并激活白细胞氧化酶（NADPH氧化酶），使还原型辅酶Ⅱ（NADPH）氧化而产生超氧阴离子自由基（$O_2^{\cdot -}$）。大多数超氧阴离子自由基经自发性歧化作用转变为过氧化氢（H_2O_2）。而H_2O_2再与氧进行反应，就形成了对生物组织细胞氧化性最强的羟自由基（$HO^{\cdot}$）。它几乎与细胞内的每一类有机物质如糖、氨基酸、磷脂、核苷酸和有机酸等都能反应，并且有非常高的反应速度。这样就造成了损伤局部有自由基堆集和负电位存在。这种负电位存在就意味着伤害性刺激发生了电能转换。

根据能量守恒定律，能量不可能无缘无故产生，也不可能无缘无故消失，只能从一种形式转换成另一种形式。伤害性刺激通过炎症反应转换成化学能，化学能通过自由基转换成电能。除了在能量转换过程中所产生的热损失外，伤害性刺激的能量几乎全部转换成为自由基的电能。这一点通过去除自由基镇痛而被证实。

伤害性感受器是游离的神经末梢，由于游离的神经末梢无特化结构，又过于细小，目前尚无理想的方法在感受器水平上直接研究感受器如何将刺激转换成电能。这一难题长期以来一直困扰神经生物科学家们对伤害性感受器能量转换的研究。“自由基堆集致痛”新观点的提出，为神经生物科学家们解除了这一大难题的困扰。

3.3.3 伤害信息的频率编码

伤害性刺激通过自由基转换成为电能，其电能的大小是频率编码的重要依据。一般来说，组织伤害的严重程度与伤害性刺激强度有关，伤害性刺激强度越大，伤害越严重，反之则小。或者说，刺激的能量越大，伤害也就越大，故伤害信息与刺激的能量密切相关。因此，伤害性刺激转换成为电能的各种参数，包括电流、电压等，首先必须服从“全或无”定律，再通过阈值、潜伏期、不应期三者的共同作用，对伤害信息进行编码（其频率编码的详细过程请参考图3－6）。然后以频率编码的形式向大脑皮质发送，疼痛中枢经过解码、总和后，就可了解组织伤害的全部信息。

组织伤害信息通过编码、发送、解码的全过程，就像19世纪最先进的通讯工具发电报那样，信息先通过编码，以频率的形式发送给对方，对方收到电码后经过译码，就可了解发来的全部信息。不过，组织伤害信息的编码和传递过程要复杂得多，就信息传递环节来说，疼痛发生要经过神经冲动、周围神经传递、在中枢加工整合、形成伤害感受、再经过疼痛中枢下行调控总和后向大脑皮质投射等过程，最后产生痛觉。发电报只有发报与收报一个环节，而伤害信息的传递要经过多个环节，每个环节都要经过加工、整合等信息调控，最后才能到达大脑皮质产生痛觉。所以说，伤害信息的编码和传递是一个非常复杂的过程，尤其是伤害发生在中枢神经系统。

3.4 自由基堆集导致疼痛发生

从组织损伤到疼痛产生，神经系统发生了一系列复杂的化学和电学变化。伤害性刺激通过包括自由基在内的多种机制进行能量转换，在外周初级感觉神经元转变成电信号，经脊髓、脑干和丘脑的传递和调制，最后在大脑皮质产生痛觉。参与能量转换、信号转导、传递、调制和疼痛感知5个生理过程的神经结构和回路，构成痛觉信息传递和调制的神经通路

一旦伤害性刺激被伤害性感受器鉴别，转换成神经冲动和频率编码，这些疼痛信号将由疼痛系统的神经元传递和加工，最后产生痛觉。其中痛觉传递系统包括三个主要部分：外周感觉神经、脊髓至脑干和丘脑的神经网络以及丘脑和大脑皮质的

相互联系。痛觉的调制系统主要包括各级中枢行使对痛觉信息的选择性抑制和易化的神经网络系统。

3.4.1 伤害信息的产生与传入

伤害性刺激达到一定强度时会造成机体组织损伤和疼痛发生。在组织损伤过程中，机体通过血管反应、炎症反应、缺血反应或缺血-再灌注反应等一系列应急反应生成大量的自由基，导致损伤局部自由基堆集和负电位存在。

1. 血管反应。组织损伤后，微循环很快发生血液动力学变化，即血流和血管口径的改变。这种血液动力学变化，将导致局部充血、渗出、血管通透性增加，铁、铜等金属离子随血浆进入损伤组织，通过自身氧化反应，生成大量自由基，参见第2章2.3内容。

2. 炎症反应。吞噬细胞在吞噬过程中耗氧量激增，可达正常耗氧量的2～20倍，并激活NADPH氧化酶，催化还原型辅酶Ⅱ（NADPH）单电子还原生成$O_2^{\cdot-}$。

生成的$O_2^{\cdot-}$经超氧化物歧化酶（SOD）催化生成H_2O_2，生成的H_2O_2一方面经Fenton反应生成$HO^{\cdot}$，另一方面成为MPO-H_2O_2-卤化物系统中的反应成分，生成杀菌能力更强的次氯酸，参见第2章2.2内容。

3. 缺血与缺血-再灌注反应。在缺血或供血不足状态下，细胞外的Ca^{2+}大量渗入细胞内，激活Ca^{2+}依赖性蛋白水解酶，使XD大量转变为XO。同时，缺血还将造成ATP降解，成为ADP、AMP和次黄嘌呤。此过程不但无能量释放，还使缺血组织内XO的催化底物次黄嘌呤大量堆积。此时，当在有氧条件下或再灌注时氧进入损伤局部，黄嘌呤氧化酶催化分子氧还原成超氧阴离子自由基（$O_2^{\cdot-}$），参见第2章2.4内容。

供血不足时，损伤组织内仍有氧输入，但输入量比正常时减少，在黄嘌呤氧化酶的催化下，氧分子成为电子受体，生成大量的自由基。

自由基的特点是具有未配对的电子，自由基堆集就意味着损伤局部有负电位存在，这种负电位可视为是损伤组织内部原电池的负极。原电池的特点是产生负电流，刺激伤害性感受器，使电压门控离子通道的膜电位发生去极化。电压门控通道内的S4螺旋在电场作用下发生旋转和移位，导致通道构象改变，离子通道被激活，通道门开放，离子随之而进出，使膜电位反转，产生了动作电位。动作电位通过阈值、潜伏期和不应期的共同作用，以频率编码的形式对刺激强度进行编码，同时，激活了传递痛觉的A_δ纤维和C纤维将伤害性信息向中枢传入。

3.4.2 疼痛发生的方框图

疼痛是一种令人讨厌的包含性质和程度各不相同的复合感觉，并往往与自主神经活动、运动反射、心理和情绪反应交织在一起。1994 年国际疼痛研究学会（IASP）给出的定义为“疼痛是一种与组织损伤或潜在的损伤相关的不愉快的主观感觉和情感体验”。痛觉的变异性很大，因人、因时和因地的不同疼痛的感受也不一样，它不是简单地与躯体的某一部分的变化有关，也不是由神经系统某个单一的传导束、神经核团和神经递质进行传递。与其他躯体感觉最大的不同是痛觉没有或极难产生适应。疼痛发生的机制非常复杂，许多问题还没有完全搞清楚，有的甚至还是一个谜。为了使研究的问题简单化，作者采用当今常用的输入与响应调节系统来加以描述，见图 3－11。

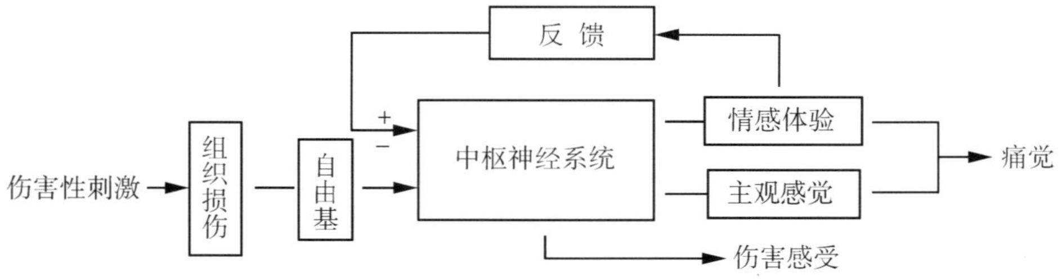

图 3－11 疼痛发生的机制

用一个方框将中枢神经系统框起来，不管方框内的内容有多么复杂，也不管方框内发生了什么，我们都不必去理会。根据现在已知的痛觉生理，在方框的输入端输入一个伤害性刺激（组织损伤或潜在的损伤），在方框的第一输出端（初级中枢端）就会有一个伤害性感受（nociception）来响应，如肌反应（包括骨骼肌反应、平滑肌反应和心肌反应）、炎症反应、电反应（包括心电、脑电、肌电等反应）和生化反应等。几乎同时，在方框的第二输出端（高级中枢端）有一个痛觉（pain）响应。由疼痛定义可知，痛觉包含不愉快的主观感觉和情感体验两种成分。其中“感觉成分”具有其他感觉的共性特点：有特殊的感受器、感受器激活所需要的适宜刺激、感受器的定位分布和对刺激强度的鉴别等。痛觉的“情感成分”与逃避的驱动密切相关，其变异性极大，很易受过去经验的影响，是临床的难题。痛觉响应的大小和有否，完全取决于反馈系统的正、负调控。

3.4.3 疼痛的发生与调控

从图 3－11 可以看出，疼痛的发生大体上可分为 6 个环节来描述：

1. 自由基堆集。伤害性刺激达到一定强度就会造成组织损伤，组织损伤引起机体内部一系列的应急反应，如血管反应、神经反应、体液反应等。这些反应会导致组织损伤局部自由基堆集，如炎症、组织缺血或缺血－再灌注等都可生成大量自由基。

2. 神经冲动。自由基将伤害性刺激转换成电能，形成组织损伤局部负电位，使电压门控离子通道的膜电位发生去极化，电压门控通道内的S4螺旋在电场作用下发生旋转和移位，导致通道构象改变，离子通道被激活，通道门开放，离子随之而进出，使膜电位反转，产生了动作电位。动作电位通过阈值、潜伏期和不应期的共同作用，以频率编码的形式对刺激强度进行编码，同时激活了传递痛觉的 A_{δ} 纤维和C纤维将伤害性信息向中枢传入。

3. 伤害性感受。伤害性信息传入初级中枢，首先引起的是伤害性感受。伤害性感受（nociception）是指中枢神经系统对伤害性感受器激活而引起的传入信息的反应和加工，以提供组织损伤的信息，它可以发生在中枢神经系统的各个水平，从低等动物到人都有。伤害性感受提供躯体受到威胁的警报信号，并伴随着一系列的行为反应，以防止伤害性刺激对机体的进一步损伤，这是不可缺少的一种生命保护功能。如缩回反射、逃避、保持损伤部位不动以及避免与相似的伤害性刺激接触等。

4. 主观感觉与情感体验。伤害性信息上传至高级中枢，就会引起主观感觉和情感体验。其中“主观感觉成分”具有其他感觉的共性特点：有特殊的感受器、感受器激活所需的适宜刺激、感受器的定位分布和对刺激强度的鉴别等；“情感体验成分”与逃避的驱动密切相关，其变异性极大，很易受过去经验的影响，是临床上的研究难题。

痛阈和耐痛阈是区分主观感觉成分和情感体验成分的指标。阈值是感觉系统对刺激反应的一个特性，痛阈是对痛觉刺激的最小感知。不同个体或同一个体的不同时间，痛阈有高度的可重复性，相对是稳定的。耐痛阈是指忍耐疼痛的最大程度或指对疼痛的躲避阈值，它有很大的变异性。痛阈（主观感觉成分）完全相同的人，耐痛阈（情感体验成分）有明显的不同。耐痛阈与性格和环境因素有密切的关系。

5. 疼痛的调控。现已确认，从脑干部位发出一个下行通路到达脊髓，抑制背角的伤害感受，这个下行抑制系统被称为“内源性痛觉调制系统”。这是20世纪60年代疼痛研究领域最主要的发现之一。研究还发现，脑干网状结构对脊髓的伤害感受可能还存在影响疼痛的下行易化系统，下行易化系统是一个不同于下行抑制系统而独立存在的功能系统。

由于情感体验的变异性极大，它受到中枢下行抑制系统和下行易化系统的调控。图3-11中把下行抑制系统定为负反馈，它可抑制疼痛的发生；把下行易化系统定为正反馈，它可促进疼痛的发生。疼痛是否发生，或发生的轻重程度，完全取决于上述正、负反馈的调控结果。

6. 疼痛的发生。痛觉是指发生在躯体某一部分的厌恶和不愿忍受的感觉，属于知觉范畴，发生在脑的高级部位，尤其是大脑皮质，是人类所特有的。绝大多数情况下，组织损伤兴奋伤害性感受器均可最终引起痛觉，但在有些情况下，损伤并不导致疼痛。相反，疼痛可在无组织损伤时产生，或是在损伤已完全修复后仍有疼痛存在，这与内源性痛觉调制系统的功能发挥和神经系统异常功能的反应变化有关。

总的说来，组织损伤内部有自由基堆集是导致疼痛发生的主要原因。疼痛是否发生，或发生的轻重程度，完全决定于疼痛正、负反馈的最终调控结果。

■参考文献

[1] 韩济生．针刺镇痛原理［M］．上海：上海科技教育出版社，1999：29－30.

[2] 尼克尔斯 J G，马丁 A R，华莱士 B G，等．神经生物学——从神经元到脑［M］．杨雄里，译．北京：科学出版社，2006：95－125.

[3] 赵志奇．疼痛及其脊髓机理[M]．上海：上海科技教育出版社，2000,1－21.

[4] 莱维坦 I B，卡茨玛克 L K. 神经元：细胞和分子生物学［M］．舒斯云，包新民，主译．北京：科学出版社，2001：33－46.

[5] 徐科．神经生物学纲要［M］．北京：科学出版社，2005：50－85.

[6] 黄力子．龋病与生物电和自由基［M］．西安：第四军医大学出版社，2003.

[7] 郭爱克．计算神经科学［M］．上海：上海科技教育出版社，2000：1－19.

[8] 宁召军．人体组织中氧自由基检验［J］．中外医疗，2012，(04)：49.

[9] 韩济生．疼痛机制研究对疼痛治疗的推动作用［J］．中国康复医学杂志，2002（01）：8－9.

[10] VON OS CH. Aquaporins; Water selective channels in biological membranes, Molecular structure and tissue distribution［J］. Biochem Biophys Acta, 1994, 1197: 291－309.

第4章　去自由基镇痛的研究

实验表明，组织损伤内部有自由基堆集和负电位存在，并导致了疼痛的发生。形成这种自由基堆集和负电位存在的主要原因有两个：第一是由于组织损伤导致了损伤内部自由基生成过多，而机体内部清除自由基系统的能力下降，无法清除生成过快的自由基。第二是由于机体内部各种组织细胞的导电性能不同，如皮肤、包膜层（包括肌筋膜、腱鞘等所有膜性组织）、骨和脂肪细胞相对而言是绝缘体，而肌肉、体液、神经细胞等均为导电体。其中绝缘体阻碍了自由基的随意活动，导致自由基不能向膜组织外面自由扩散。这两种原因导致了组织损伤内部“自由基堆集致痛”。

人体从头到脚，从体表到体内有较多的包膜层，如果将被包膜层包围的内容物全部都取去，整个躯体就形成了许多包膜腔。包膜腔的包膜层是绝缘体，一旦自由基堆集在包膜腔内，就很难穿过包膜层，向外扩散。大量的自由基堆集在包膜腔内，就形成了包膜腔内的半个原电池。自由基具有未配对的电子，该半个原电池呈现出负电位，不停地刺激伤害性感受器，导致细胞膜上的离子通道开放，疼痛发生。

自由基堆集可以导致疼痛，那么，去掉自由基不就可以消除疼痛？看来是个笨办法，但确实行之有效，于是就出现了去自由基镇痛（remove - free radicals analgesia）这个概念。

已知损伤局部有了半个原电池，再在健康的皮下组织设计另外半个原电池，这样就构成了一个完整的氧化还原反应装置。利用氧化反应得到电子，并将电子输入到组织损伤内部使自由基未配对的电子配对，发生了还原反应，这样就可使自由基转化为非自由基物质。组织损伤内部的自由基没有了，疼痛自然就消除了。

本章首先复习电化学基础，然后再对去自由基镇痛原理进行讨论。

4.1　电化学基础

电化学是研究电能和化学能之间的相互转化及转化过程中有关规律的一门科

学。它诞生于18～19世纪，这门科学的诞生是与意大利学者 Luigi Galvani 和 Alessandro Count Volta 分不开的。1791 年，Galvani 在研究青蛙生理功能时，一次偶然的所谓“凉台实验”首先构成了电化学的原始电路，后来他的研究证明了生物电的存在。1799 年 Volta 在此实验的基础上发明了铜锌伏特电池。于是世界上就出现了第一个化学能转变为电能的化学电源。

电化学与生物学和医学间存在着密切的关系，如植物的光合作用和动物对食物的消化作用，实质上都是按电化学机制进行的。由于生物体内细胞膜有双电层和电势差的存在，使得神经传递信息、电麻醉、心电图、脑电图等均成为与电化学有关的现象。此外，电化学传感器在生物学与医学的科研及诊断方面的应用，以及田氏测痛治疗仪的研制成功，都已证明电化学与生物学、医学相结合而形成的交叉学科——生物电化学正在快速向前发展。

4.1.1 原电池

能导电的物质称为导体，导体通常分为两类。第一类导体是靠自体内部自由电子的迁移而导电，如金属、合金、石墨等；第二类导体是靠溶质中离子的迁移而导电，并且当电流通过时，导体本身会发生化学变化，如电解质溶液和熔融状态的电解质。人体中的体液就是一种强电解质溶液，属于第二类导体。如果将第一类导体插入第二类导体中，并在第一类导体中间连接一个灯泡，这时灯泡就会发光，证明两类导体中有电流通过（图4－1）。

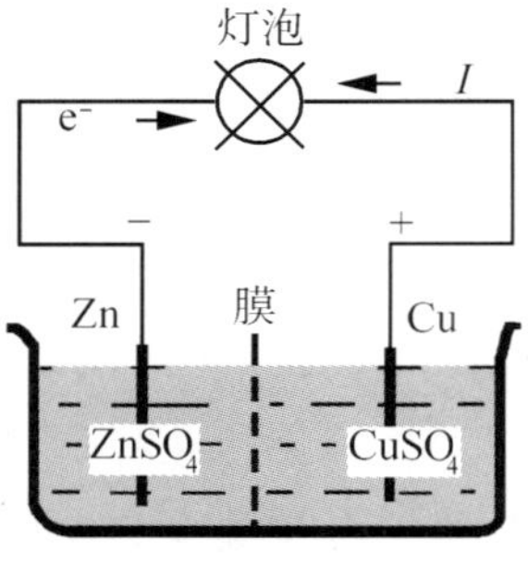

图4－1 铜锌原电池

第一类导体（Zn 片和 Cu 片）插入第二类导体（$ZnSO_4$ 溶液和 $CuSO_4$ 溶液）中的部分称为电极（electrode），在电极的界面（金属与溶液之间）上，发生了电子得、失的电化学反应，得到电子的称为正极（anode），即 Cu 片及 $CuSO_4$ 溶液，失去电子的称为负极（cathode），即 Zn 片及 $ZnSO_4$ 溶液，利用氧化还原反应而使化学能转变为电能的装置称为原电池（primary cell）。就其反应而言：

Zn 极（氧化反应）　　$Zn - 2e^- \longrightarrow Zn^{2+}$　　（负极反应）

Cu 极（还原反应）	$Cu^{2+} + 2e^{-} \longrightarrow Cu$	（正极反应）
原电池（氧化还原反应）	$Zn + Cu^{2+} \longrightarrow Zn^{2+} + Cu$	（总反应）

4.1.2　电极电位

原电池由电解质溶液和两个电极构成，在电极和溶液界面处所产生的电位差称为电极电位（electrode potential）。如将金属 M 浸入到水中或含有该金属离子的水溶液中，便构成了一个简单的金属电极。在 M 与水界面之间便形成了电位差，该电位差即为电极电位。

以金属电极为例，如将 Zn 片插入水中，由于极性很大的水分子与构成晶格的 Zn^{2+} 相互吸引而发生水合作用，使部分 Zn^{2+} 离开金属片进入水中（溶解过程），而将电子留在金属片上，金属片带负电荷，溶液则带正电荷。由于正负电荷的相互吸引，使溶液中的 Zn^{2+} 密集于 Zn 片附近而形成了双电层。双电层的电位差阻止了金属离子进一步进入溶液，但使一些 Zn^{2+} 返回到 Zn 片表面（沉积过程），由于离子的热运动，Zn^{2+} 并不完全集中在金属表面的液层中，而是逐渐扩散远离金属表面。溶液中与金属靠得较紧密的一层称为紧密层，扩散到溶液中的称为扩散层。当溶解与沉积的速度相等时，达到一种动态平衡，此时，双电层建立了一定的电位差（图 4－2）。

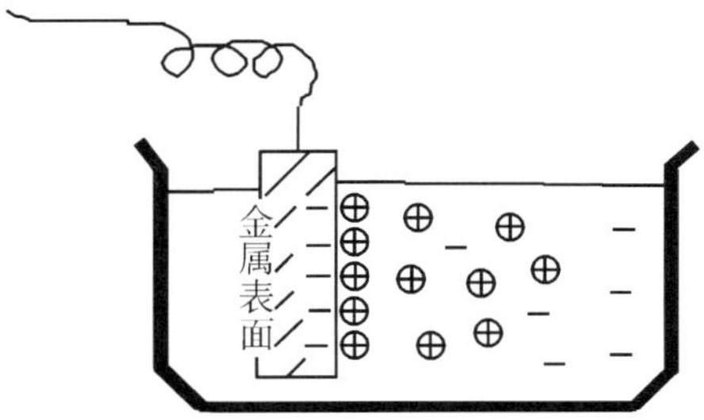

图 4－2　双电层示意图

如果将金属浸入含有该金属离子的水溶液中也会发生相同的作用。只是由于溶液中已经存在该金属离子，因而建立双电层平衡结构时，金属离子与溶液界面的电位差与在纯水中可能不同。

4.1.3　电解池

电解是电能转化为化学能的过程，将电能转化为化学能的装置称为电解池。在溶液中插入两片金属导体作为电极，并与电源、电压表做并联连接，电流通过调压后流入溶液，使两电极表面发生化学反应，即发生了电解过程，如图 4－3 所示。

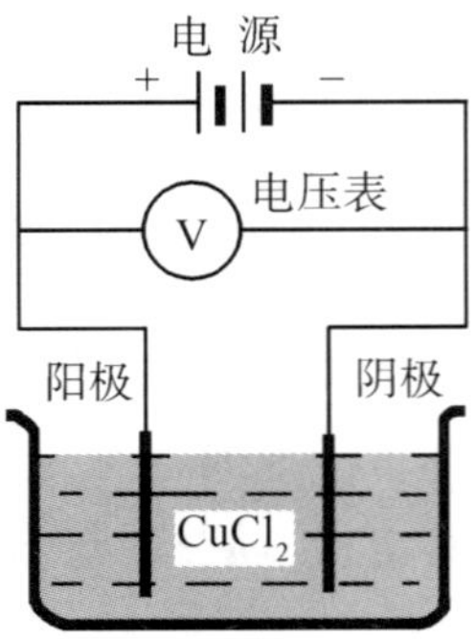

图 4－3 $CuCl_2$ 电解池

在电解池中，与电源负极相连的电极称为阴极，与电源正极相连的电极称为阳极。阳极发生氧化反应，给出电子；阴极发生还原反应，接受电子。如用惰性电极外加一定的电压电解 $CuCl_2$ 溶液，在外电压的作用下，溶液中的 Cu^{2+} 向阴极移动，而 Cl^- 向阳极移动。在两极上分别发生了如下的反应：

阴极反应	$Cu^{2+} + 2e^- \longrightarrow Cu$	还原反应
阳极反应	$2Cl^- \longrightarrow Cl_2 + 2e^-$	氧化反应
在电解池中发生的总反应	$Cu^{2+} + 2Cl^- \longrightarrow Cu + Cl_2$	氧化还原反应

4.1.4 原电池的充电与放电

原电池的充电、放电必须满足两个条件：① 电极上的化学反应可正向、反向两个方向进行。② 原电池在工作时所通过的电流必须十分微小，也就是说，原电池在十分接近平衡状态下工作，才能做出最大有用功，若作为电解池它消耗的电能最小（图 4－4）。

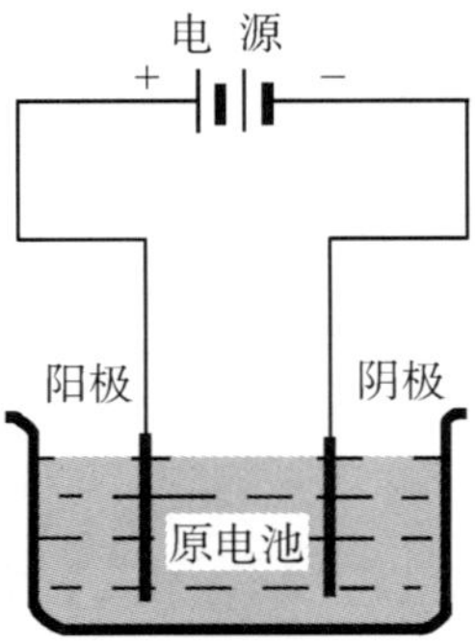

图 4－4 原电池充电状态示意图

若将原电池与外加电源并联，当原电池的电势稍大于外电源电势时，原电池中将发生化学反应而放电；当外电源的电势稍大于原电池的电势时，此时原电池变成电解池，原电池获得电能而被充电。这时原电池中的化学反应可以完全逆向进行。

4.2　去自由基镇痛原理

从理论上来说，任何一种氧化还原反应都可以设计成为一个原电池，不管它的反应是在人体内还是在人体外。实验证明，损伤组织内部有自由基堆集和负电位存在，并参与了疼痛的发生。根据这一事实，可以将其设计成为一个原电池。这个原电池的设计方法就是在损伤组织内部刺入一支金属针当作原电池的负极，在健康的皮下组织刺入另一支金属针当作原电池的正极。电流从负极流向正极，使皮下组织内的水分子氧化而释放出电子，电子从正极流向负极，使损伤组织内部的自由基还原成为非自由基物质。研究表明，自由基堆集会产生疼痛，可以认为堆集在一起的自由基是一种致痛物质，向周围的组织细胞争夺电子，造成周围的组织细胞产生继发性损伤，生成更多的自由基，形成恶性循环。若损伤组织内部堆集的自由基被设计的原电池反应清除，则疼痛也就自然而然地消失。

4.2.1　自由基堆集的过程

O_2 是生命活动过程中不可缺少的最基本的物质，它也是一个最简单的生物活性分子，O_2 转化为活性氧自由基（active oxygen free radical）与人体健康密切相关，它是生理、病理及衰老等生物过程的活泼参与者，更是疼痛发生的执行者。

天然存在的氧分子是自由基，它有两个未配对的电子，分别位于不同的 π^* 反键轨道上。两个电子有相同的自旋量子数（自旋平行），这是氧最稳定的状态，称为基态。

当氧分子氧化另外一个原子或分子时，由于氧不能满足 Pauli 原则“在原子或分子轨道中的两个电子都是自旋相反的”，这就限制了电子向氧分子上的转移，使 O_2 只能一次接受一个电子（自旋限制）。这就意味着氧只能缓慢地与很多非自由基物质起反应。

基态 O_2 分子又称为三线态氧（triplet oxygen），通常用 $^3O_2$ 表示。当 $^3O_2$ 被激发时，2 个 π^* 反键轨道上的电子就会自旋相反成对地占据 1 个 π^* 反键轨道，这样就形成了单线态氧（singlet oxygen），常用 $^1O_2$ 表示。$^1O_2$ 分子在 π^* 反键轨道上电子的排布为：

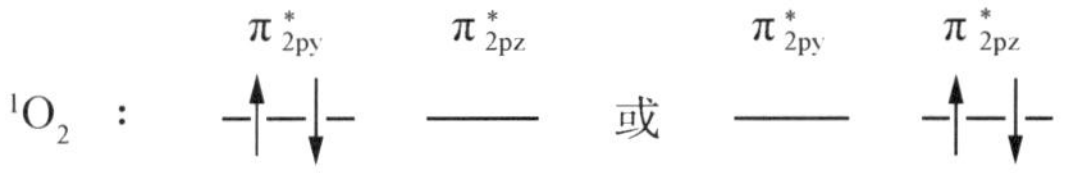

单线态氧的能量高于三线态氧，且外层轨道中缺电子，有较强的氧化能力，能

对各种类型的生物系统，如生物分子、病毒、细胞等发生作用。$^3O_2$ 被激发形成$^1O_2$ 要经过若干中间步骤才能完成，其中$^3O_2$ 分子的 2 个 π^* 轨道上电子排布的变化可简略表示为：

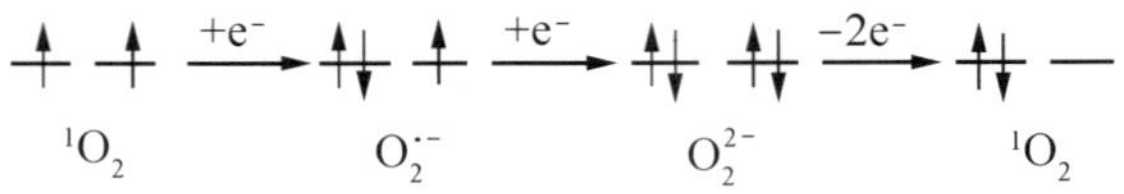

在$^3O_2$ 被激发，形成$^1O_2$ 过程中产生了超氧阴离子 $O_2^{\cdot -}$，它是自由基。$O_2^{\cdot -}$ 具有夺取电子使单电子成对的趋向，故有很强的氧化能力。当它与另一种没有单电子的分子起反应时，无论是得到还是失去 1 个电子，都会把与之反应的分子变成自由基。如：

$$H_2O_2 + O_2^{\cdot -} \longrightarrow O_2 + HO^{\cdot} + OH^-$$

所产生的 $HO^{\cdot}$（羟自由基）可与体内生物分子 RH 反应：

$$HO^{\cdot} + RH \longrightarrow H_2O + R^{\cdot}$$

生成的有机自由基 $R^{\cdot}$ 又可继续与其他物质反应，再产生新的自由基。自由基可通过这种方式传递，使自由基越来越多。当机体受到伤害性刺激时，三线态氧得到能量被激发，在形成单线态氧的过程中，生成了 $O_2^{\cdot -}$，$O_2^{\cdot -}$ 在组织损伤内部就会按照上述自由基生成的传递方式进行，最后导致自由基在组织损伤内部形成堆集。

其实机体也有终止自由基传递的途径，称为自身清除系统。体内过量的自由基可通过机体内的超氧化物歧化酶（SOD）、过氧化氢酶（CAT）、谷胱甘肽过氧化物酶（GSH－Px）等酶类的催化，在歧化（disproportion）反应的作用下清除自由基。即两个相同的自由基相互传递电子，使其中之一得到 1 个电子被还原，另一个失去电子被氧化。如体内 SOD 清除 $O_2^{\cdot -}$ 的反应为：

$$O_2^{\cdot -} + O_2^{\cdot -} + 2H \longrightarrow O_2 + H_2O_2$$

而过氧化氢酶（CAT）能清除 H_2O_2：

$$2H_2O_2 \longrightarrow O_2 + 2H_2O$$

当体内自由基清除系统的能力降低，体内过量的自由基无法完成自身清除时，服用天然或人工合成的抗氧化剂也能抑制自由基的影响。局部性的、组织损伤内部堆集的自由基，可利用田氏测痛治疗仪来清除，有特别好的效果。

4.2.2 自由基堆集致痛的过程

前面讲过，机械的、电的、温度的、化学的伤害性刺激，当其强度增加到一定的程度时，就会造成组织损伤，引发炎症等病理反应。炎症的局部表现是红、热、肿、痛，其中红是血管反应所引起的毛细血管充血。热是伤害性刺激转化为化学能，再由化学能转化为电能所产生的热释放，或者说是能量转换的热损失。肿是血管扩张，通透性增大，白细胞等物质渗出，并参与自由基生成反应。痛是表示组织损伤内部有自由基堆集。

白细胞渗出后，在吞噬细菌或异物的过程中使白细胞的耗氧量激增，可达正常消耗量的2～20倍，并激活白细胞氧化酶（NADPH 氧化酶），后者使还原型辅酶Ⅱ（NADPH）氧化而产生超氧阴离子自由基（$O_2^{\cdot -}$）：

$$2O_2 + NADPH \longrightarrow 2O_2^{\cdot -} + NADP^+ + H^+$$

大多数超氧阴离子自由基经自发性歧化作用转变为 H_2O_2。在中性粒细胞的嗜天青颗粒中存在着髓过氧化物酶（MPO），在氯化物存在的条件下，该酶可将 H_2O_2 还原生成次氯酸（HClO）。

$$H_2O_2 + Cl^- + H^+ \longrightarrow HClO + H_2O$$

HClO 是强氧化剂和杀菌因子，可将细菌或病毒进行氧化而灭之。

自由基的特点是具有未配对的电子，它在组织损伤内部如此大量地生成，则组织损伤内部就有了自由基堆集和负电位存在，这种负电位刺激周围的伤害性感受器，导致电压门控离子通道中的“S4 螺旋”在电场的作用下产生旋转和位移，使离子通道开放，动作电位产生，疼痛也由此而发生。

4.2.3 损伤局部原电池的构成

将损伤内部设计成为原电池有一定的特殊性：第一，组织损伤内部的自由基不是电子供体，而是电子受体；第二，电流是负电流，是从损伤组织流向健康组织；第三，电子是从健康组织流入损伤组织。设计原电池的目的是为了通过氧化还原反应来去除自由基而镇痛，而自由基的特点是具有未配对的电子，要想去掉自由基使它转化为非自由基物质，就必须向组织损伤内部注入电子使自由基配对，而不是将自由基未配对的电子释放掉，这一点不能颠倒，否则会适得其反，造成损伤组织内部的自由基越来越多。因此，在组织损伤局部构成原电池，是一个特殊案例。它不但牵涉到上述的特殊性，还牵涉到临床上寻找病灶，在病灶上刺入金属针作为原电池负极，进行再设计的特殊性。

以骨骼肌组织损伤为例来设计原电池。骨骼肌是导电体，其内部充满了生理盐水，它是强电解质（strong electrolyte）。在骨骼肌的外周包裹了一层肌筋膜，它是绝缘体。如果损伤发生在骨骼肌，被肌筋膜所包裹的损伤组织内部就会产生大量的自由基，并有负电位存在。由于肌筋膜是绝缘体，损伤组织内部的自由基很难穿透肌筋膜，向四周扩散，这样就构成了一个封闭的电化学反应的半电池。靠近肌筋膜的外面是皮下组织，皮下组织内部也有大量的生理盐水作为电解质，电解质是导体，以离子迁移的方式导电，即构成了电化学反应的另一个半电池，如图4－5所示。

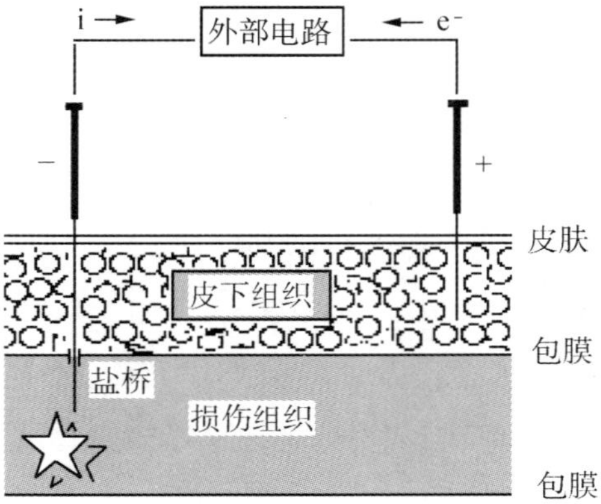

图 4－5　软组织损伤原电池的构成

用一支金属针刺入皮下组织，作为半电池的正极；用另一支金属针刺入损伤组织，作为半电池的负极，刺入损伤组织的金属针，刺穿了两个半电池之间的隔离膜（肌筋膜），被刺穿的膜洞（针体周围的间隙）就成为两个半电池之间的盐桥，两支金属针就成为两个电极，这样就构成了原电池的内部电路。将外部电路与两支金属针相连接，它与上述 Zn－Cu 原电池的结构完全一样。氧化还原反应的特点是失去电子的物质为电子供体，得到电子的物质为电子受体，其电子的得失就成为一个完整的氧化还原反应装置——原电池。

4.2.4　去自由基镇痛原理

对照图 4－5 可知，在损伤组织内部刺入一支金属针，作为原电池的负极，池内的自由基为电子受体，在健康的皮下组织刺入另一支金属针，作为原电池的正极，池内的水分子成为电子供体。由于损伤组织内部带负电，皮下组织不带电，故负电流从负极流向正极，使皮下组织中的水分子氧化而释放电子。电子从正极流向负极，使损伤组织内部的自由基获得电子还原成非自由基物质。另外，由于原电池的正极和负极使用的是同一种不锈钢（铁）的金属针，故正极反应和负极反应有相似的反应式。

正极反应：

$$Fe^{2+} - e^{-} \longrightarrow Fe^{3+}$$

负极反应：

$$Fe^{3+} + e^{-} \longrightarrow Fe^{2+}$$

它们的电子得失提供了电极电位，从而在健康的皮下组织中水分子发生了氧化反应。

正极反应：

$$H_2O + e^- \longrightarrow H + OH^-$$

H_2O 成为电子供体，释放出一个电子来清除自由基。

在损伤组织内部的自由基发生了还原反应。

负极反应：

$$H + HO^{\cdot} + e^- \longrightarrow H_2O$$

$HO^{\cdot}$（羟自由基）成为受体，接受一个电子还原成水，转化成为非自由基物质。

将上述两种反应式叠加，其反应式如下。

正极反应：

$$Fe^{2+} - e^- + H_2O + e^- \longrightarrow H + OH^- + Fe^{3+}$$

$$Fe^{2+} + H_2O \longrightarrow H + OH^- + Fe^{3+}$$

负极反应：

$$Fe^{3+} + e^- + H + HO^{\cdot} + e^- \longrightarrow H_2O + Fe^{2+}$$

$$Fe^{3+} + H + HO^{\cdot} + 2e^- \longrightarrow H_2O + Fe^{2+}$$

原电池总反应：

$$Fe^{2+} + Fe^{3+} + H_2O + H + HO^{\cdot} \longrightarrow H_2O + H + OH^- + Fe^{2+} + Fe^{3+}$$

可以看出，在反应式的左边有 $Fe^{2+} + Fe^{3+}$，同样在反应式的右边也有 $Fe^{2+} + Fe^{3+}$，铁离子在左右两边的电子得失仅提供构建电极使用，对还原自由基不起任何作用，因此，为了使反应式简化，这里不把铁离子列入反应式，仍按下式表达原电池的氧化还原反应。

正极反应：

$$H_2O + e^- \longrightarrow H + OH^-$$

负极反应：

$$H + HO^{\cdot} + e^- \longrightarrow H_2O$$

原电池反应：

$$H + HO^{\cdot} \longrightarrow OH^- + H$$

此反应一直进行，直到组织损伤内部所有自由基未配对的电子都匹配了电子，全部转化成为非自由基物质，反应才会停止。组织损伤内部堆集的自由基全部转化成为了非自由基物质，致痛的自由基被全部清除，故疼痛因此而自然消失。

■参考文献

[1] 刘斌. 医用化学 [M]. 北京：高等教育出版社，2002：116 - 127.

[2] 李素婷．物理化学［M］．北京：化学工业出版社，2007：125－141.
[3] 魏祖期．基础化学［M］．北京：人民卫生出版社，2006：145－163，211－212.
[4] 叶锡模．普通化学［M］．杭州：浙江大学出版社，2006：257－291.
[5] 高颖，邬冰．电化学基础［M］．北京：化学工业出版社，2004：1－56.
[6] 四川大学化学教学中心．近代化学基础［M］．北京：高等教育出版社，2004：356－381.
[7] 贾梦秋，杨文胜．应用电化学［M］．北京：高等教育出版社，2004.
[8] 武忠弼．病理学［M］．北京：人民卫生出版社，1979：93－99.
[9] 尼克尔斯 J G，马丁 A R，华莱士 B G，等．神经生物学——从神经元到脑［M］．杨雄里，译．北京：科学出版社，2006：95－125.
[10] 韩济生．中国疼痛医学发展二十年［J］．现代实用医学，2010（02）：121－123.

第5章　疼痛测量原理的研究

量化疼痛不是一个轻松的话题，而是当今疼痛医学领域最大的难题。从2000年开始，国际疼痛研究学会（IASP）已集会着手“脑成像”研究，企图用“脑成像”来评估疼痛程度。但由于大脑的问题复杂，疼痛中枢目前还不能完全阐述清楚，用“脑成像”的方法去量化疼痛，变数太多，所以至今仍停留在研究之中。如何用最快、最好、最简单又最准确的方法去量化疼痛，是全世界疼痛科医生和科研工作者最关心和最期望的问题。作者在长期的临床实践中发现，以能量转移为契机，利用“能量守恒定律”来研究、解释和量化疼痛，其问题会简单得多。损伤会聚集能量，能量需要转移，通过能量转移路线，对转移到疼痛发生的各个环节的能量进行检测，就能了解各环节的能量消耗。这种能量消耗可用来量化疼痛。

另外，伤害刺激强度是以峰值大小来衡量的，神经冲动强度是以频率高低来衡量的，这两种强度的相互转化是靠神经冲动的“全或无”定律来完成的。其中“阈值”扮演了一个非常重要的角色，“阈值”以下的刺激是消耗能量，“阈值”以上的刺激则是转移能量，并以频率编码的方式来传递信息。据此，用“阈值”耗能作为能量转移的计量单位就能计算出疼痛强度。这种以“阈值”耗能作为计量单位，对能量转移进行计量来量化疼痛的方法，称为田氏测痛法（TS measuring pains）。

本章通过损伤能量的转换与转移、损伤感受强度的测量与计算、“痛阈”和“耐痛阈”耗能的测量、疼痛强度的计算来进行详细讨论。

5.1　损伤能量的转换与转移

我们在以上的章节中已经讨论过，当伤害性刺激达到或超过一定强度时会造成组织损伤，这种组织损伤会产生与其严重程度相应的自由基。也就是说，组织损伤越严重，聚集的能量也越多，产生的自由基也就越多，反之越少。自由基是一种具有未配对电子的原子、离子或分子团，可以说，自由基堆集越多表明其电子聚集也就越多，故组织损伤程度与电子聚集数量呈现正比关系。通过自由基的这种电子特性，将引起组织损伤的不同形式的能量，如机械能、化学能、热能、光能、生物能等都转换成了电能。自由基的这种能量转换特性，正好解决了长期以来一直困扰神经生物科学家们研究伤害性感受器需要电能激活和传递的难题。

根据能量守恒定律可知，能量不可能无缘无故产生，也不会无缘无故消失，只能从一个物体转移到另一个物体，或者说从一个环节转移到另一个环节。同理，组织损伤所聚集的能量也必须按照疼痛发生机制，将能量转移到各种不同的环节。如转移至伤害感受环节中的能量，其损伤能量（W）的转移路线分为两路：一路通过神经细胞膜的被动反应，在"阈值"下所消耗的能量，称为"阈值"耗能（W_1），"阈值"耗能的量较少；第二路是通过膜的主动反应产生的神经冲动，即输入到中枢神经系统的能量，称为伤害感受能量（W_2），其能量占大部分(图 5－1)。

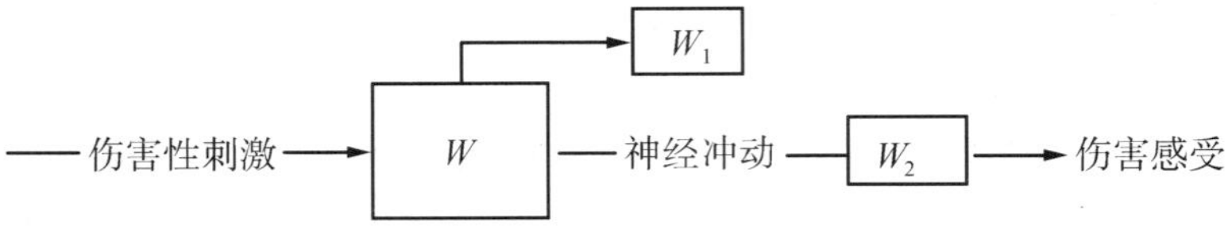

图 5－1　伤害感受环节的能量转移

又如转移至痛觉环节中的能量，即主观感觉和情感体验环节的能量。其损伤能量（W）转移时的路线分为三路：第一路是转移到"痛阈"所消耗的能量（W_3）；第二路是转移到"耐痛阈"所消耗的能量（W_4）；余下的就是制造痛觉的能量（W_5）。见图 5－2。

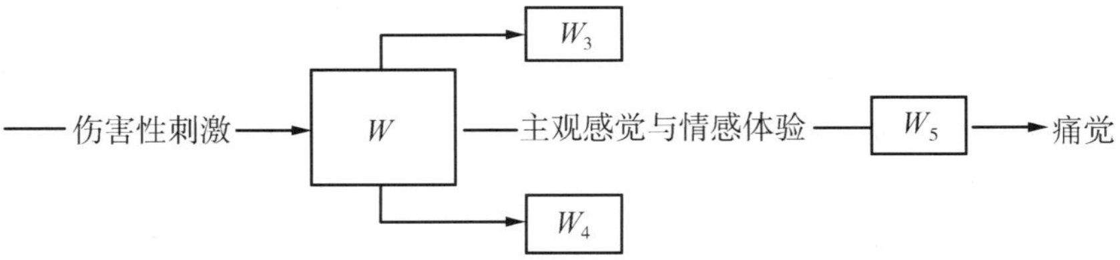

图 5－2　疼痛发生环节的能量转移

根据疼痛发生机制可知，痛阈和耐痛阈是区别疼痛的感觉成分和情感成分的指标，其中情感成分与耐痛阈相关，耐痛阈是一个变量，它受到下行抑制系统和下行易化系统的调控，必须通过当人、当地、当时的实际测量才能得到。感觉成分为常量，它与痛阈相关，痛阈是对痛觉刺激的最小感知。不同个体或同一个体的不同时间，痛阈有高度可重复性，相对是稳定的。在测量或计算疼痛耗能时，只需测量出损伤能量以及痛阈和耐痛阈的耗能，就可计算出产生疼痛的能量。损伤总能量去掉痛阈与耐痛阈的耗能，余下的就是产生疼痛的能量，即主观感觉成分和情感体验成分的总耗能。

故产生痛觉的能量：

$$W_5 = W - (W_3 + W_4) \tag{5-1}$$

如果量化疼痛的目的不是为了精确地监测疼痛程度，而只是为了消除疼痛，仅供临床医生在治疗过程中判别患者是否还存在疼痛，可以考虑以伤害感受的耗能作为判别指标。

其伤害感受的总能量：

$$W_2 = W - W_1 \tag{5-2}$$

由此可知，损伤能量的转移有两种计算方法：一种是伤害感受能量计算方法，只需测量出损伤能量（W）和神经冲动阈值耗能（W_1）即可，主要适用于疼痛治疗过程中的判断指标；另一种是产生痛觉实在能量的计算，即主观感觉和情感体验能量的计算，测量出损伤能量（W）、痛阈耗能（W_3）和耐痛阈耗能（W_4）即可，主要用于疼痛程度的精细判断。

5.2 伤害感受强度的测量与计算

伤害性刺激通过自由基转换成电能，当其强度达到或超过阈值时，就会激活伤害性感受器，引起疼痛。根据能量守恒定律可知，损伤所聚集的能量消耗主要体现在两个方面：一是体现在伤害性感受器的阈值（或阈值上）刺激，又称主动刺激；二是体现在阈值下的刺激，或称被动刺激。其中阈值（或阈值上）耗能占其大部分，它是产生伤害感受的实在能量。

另外，根据神经冲动的“全或无”定律可知，其强度取决于神经冲动的频率，冲动次数越多，其强度越大，反之则小。由此可知，伤害感受的强度可以用损伤所产生的能量与伤害性感受器阈值耗能之比来表示，其比值越大，表示神经冲动次数越多，产生的伤害感受的强度也就越大。也就是说，利用伤害性感受器的阈值耗能作为计量单位，对损伤能量进行计量，其计量数值的大小，即代表伤害感受的强度。

5.2.1 “全或无”定律的频率转换原理

为了方便对“全或无”定律频率转换原理的理解，我们通过偏心量斗自动计量装置的翻转，来比较神经冲动频率的产生（图5-3）。图5-3的a和b是同一装置的两种状态，图中水池中的水不停地流入偏心量斗（图5-3a），当偏心量斗中的水位达到最高液面，即达到阈值时，由于偏心量斗是偏心的（量斗的旋转中心与重心不在同一条直线上），它将失去平衡而翻转（图5-3b），倒掉量斗中的水后又自动返回到原来的位置（图5-3a），接受再次装载。如此重复进行，直到水池中水流尽。

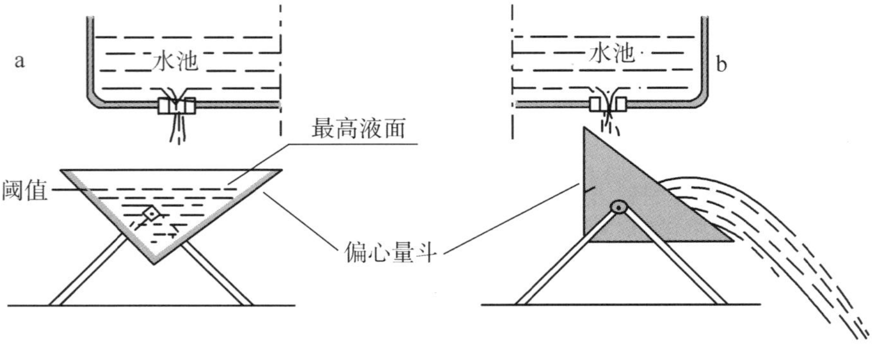

图5－3　偏心量斗自动计量装置

在偏心量斗自动计量的过程中发现：①当水池中的水位高时，水的压力大，流入偏心量斗中的流速快，则偏心量斗翻转的频率就高，反之，翻转的频率就低；②偏心量斗中的水位达到最高液面（阈值）时才会翻转，阈值以下的水位不会使量斗翻转；③已知偏心量斗的翻转次数和容量，可以计算出水池中的水容量，同样，已知水池中的水容量和偏心量斗的水容量，可以计算出偏心量斗的翻转次数；④当水池中的水位保持不变时，其翻转次数即为此时的恒定频率。

比较偏心量斗自动计量装置的翻转原理及其计量特点可知，已知损伤能量和阈值耗能就可计算出神经冲动的频率，此频率即为输入中枢引起伤害感受的强度。据此，伤害感受的强度可以用损伤能量与伤害性感受器的阈值耗能之比来表示。也就是说，阈值耗能是损伤能量的计量单位。其中伤害性感受器的阈值可比喻为偏心量斗自动计量装置中量斗的最高液面。虽然所指对象不同，但阈值的内涵是一样的。

5.2.2　疼痛测量模型

为了方便描述对伤害性感受器强度的测量与计算，作者根据临床实践设计了一个疼痛测量模型（图5－4），作为伤害性感受器强度计算的依据。设定图中的A区为疼痛区，A区内所有的伤害感受器都被激活。A区中央a点是组织损伤最严重的地方，生成的自由基最多，其负电位也最高。A区以外为B区，B区是非疼痛区，与A区相邻的B区内只有少量扩散的自由基，其电位低于A区内最小电位，B区较远处没有自由基，其电位为0。测量时，首先以B区较远处任意点b为参考点，测量出a点的最高电位－a，然后仍用b点为参考点，测量出c点的电位－c。由于c点与A区中被激活的伤害性感受器相邻，而相邻的被激活的伤害性感受器电位为动作电位，故c点的电位－c就是被激活的伤害性感受器的阈值电位。

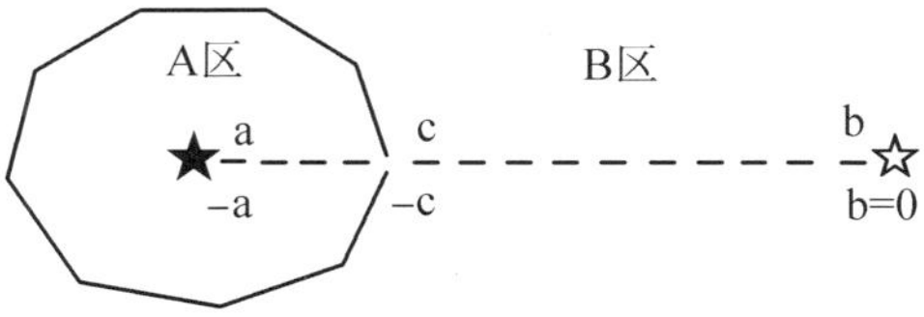

图 5 -4　量化疼痛的测量模型

由此可得：

最大损伤电位

$$E_1 = -\mathrm{a}$$

感受器的阈值电位

$$E_2 = -\mathrm{c}$$

损伤所做的功

$$W = U\,I\,t$$

代入式中

$$U = -\mathrm{a} + \mathrm{b} \quad (\mathrm{b} = 0)$$

$$I = U/R\ (R\ 为常数)$$

故

$$W = 1/R\ U^2\ t$$

见图 5 -5。

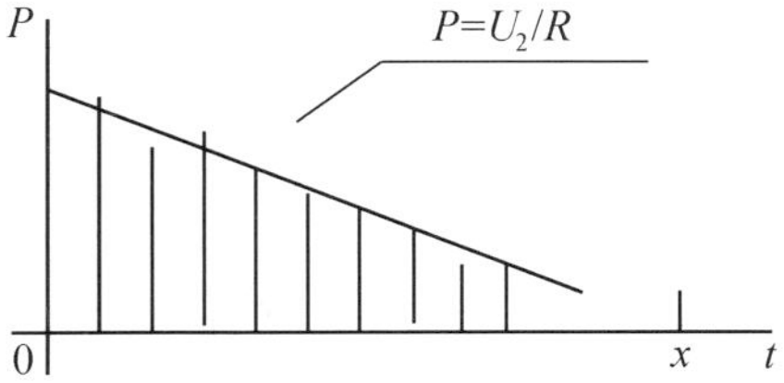

图 5 -5　损伤能量曲线关系

当 $t \to 0$ 时

损伤所做的微功

$$\mathrm{d}W = (1/RU^2)\ \mathrm{d}t$$

当 $t \to x$ 时

损伤所做的总功

$$W = \int_0^x (1/RU^2)\ \mathrm{d}t \tag{5-3}$$

用上述同样的方法可求得阈值总耗能

$$W_1 = \int_0^x (1/R_1 U_1^2)\ dt \qquad (5-4)$$

故伤害感受的强度为

$$T_1 = W/W_1 \quad (TS) \qquad (5-5)$$

式中

T_1——伤害感受强度

TS——强度单位（田氏）

5.3 痛阈与耐痛阈耗能的测量

痛觉由主观感觉成分和情感体验成分两部分组成，区分感觉成分与情感成分的指标是痛阈和耐痛阈。测量痛阈和耐痛阈的方法很多，这里介绍一种按 Benjamin & Harvey 的 1963 方法和原北京大学针麻原理研究组的 1965 方法加以改进的测量方法（图 5－6）。

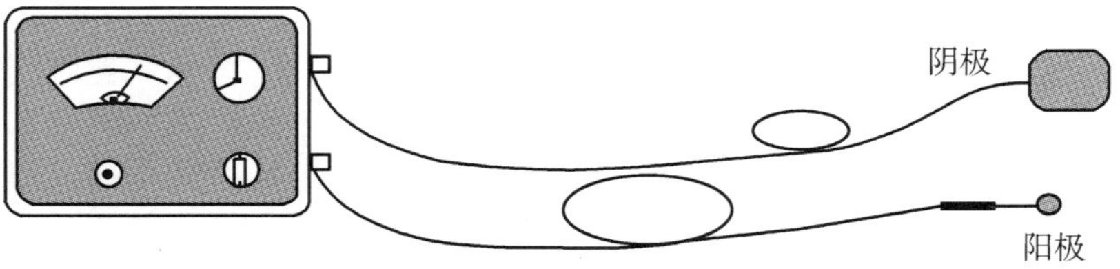

图 5－6　痛阈与耐痛阈测量装置

痛阈与耐痛阈测量装置的电源为直流稳压电源，为了人身安全，电压设置在 12V 以下。阳极是笔式电极，尖端安装有直径约 5mm 的棉球，并用 NaCl 溶液浸湿而方便导电，阴极为一块导电粘片。测量时，将阳极放置在与损伤组织相对称的健康组织位置上，或放置在远离损伤组织的健康组织上，并要求受试者用自己的手掌握该电极，方便受试者逃避。阴极粘片粘在离阳极较近的位置，但不要粘在阳极的同一块肌肉上，以免产生肌肉收缩。合上开关，通电时间为 0.8s，然后停电 1.2s，如此反复进行刺激。下一刺激较前一刺激增加 0.1～0.3mA，直到受试者感受到有痛觉为止，此电流即为痛阈电流。从痛阈开始继续增加电流，直到受试者不能再忍受急欲逃避为止，此逃避电流为耐痛阈电流。分别读取痛阈和耐痛阈的试验数据，如电压 U、电流 I 和时间 t，就可计算出主痛阈和耐痛阈的消耗能量。

痛阈耗能：

$$W_3 = U_1 I_1 t_1 \qquad (5-6)$$

耐痛阈耗能：

$$W_4 = U_2 I_2 t_2 \qquad (5-7)$$

痛阈与耐痛阈是判别疼痛的情感成分和感觉成分的指标，其中，耐痛阈是一个变值，随个体不同，其值不同，即使同一个体在不同时间或不同地点其值也不相同，故必须现场测量。

5.4　疼痛强度的计算

伤害感受与痛觉是两个完全不相同的概念，但又有着密切相关的联系。伤害感受是指中枢神经系统对伤害性感受器激活后所引起的传入信息的反应和加工，并向高级疼痛中枢提供组织损伤信息，它可以发生在中枢神经系统的各个水平，从低等动物到人均有。痛觉是指组织损伤或潜在的损伤相关的不愉快的主观感觉和情感体验，即发生在躯体某一部分厌恶的和不愿忍受的感觉，属于知觉范畴，发生在脑的高级部位，尤其是大脑皮质，是人类所特有的（图 5－7）。

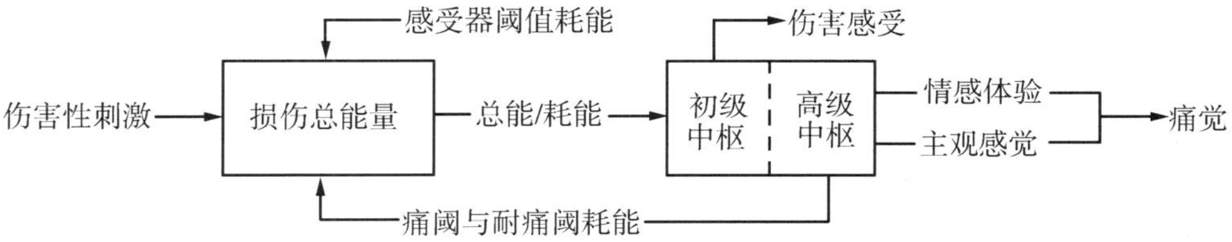

图 5－7　伤害感受与痛觉的发生

根据图 5－7 可知：①当伤害刺激达到一定强度时可导致组织损伤，不同形式的损伤能量，通过自由基转换成了电能；②通过伤害性感受器的阈值耗能对损伤总能量的计量，使组织损伤转化为伤害信息（神经冲动），并向中枢传入，在中枢产生伤害感受；③通过中枢神经系统在各个水平上的反应和加工，然后向大脑提供组织损伤信息；④脑的高级疼痛中枢根据组织损伤信息，通过下行抑制系统和下行易化系统对痛阈和耐痛阈的阈值进行调控（主要是耐痛阈的调控），产生了当时最新变化的痛阈和耐痛阈值；⑤如果此时根据所检测到的痛阈与耐痛阈耗能，对已知的损伤能量进行计量，就能计算出疼痛强度。

根据公式 5－3 计算出损伤能量

$$W = \int_0^x (1/RU^2)\,dt$$

根据公式 5－6 计算出痛阈耗能

$$W_3 = U_1 I_1 t_1$$

根据公式 5－7 计算出耐痛阈耗能

$$W_4 = U_2 I_2 t_2$$

疼痛强度可以用组织损伤的能量与痛阈和耐痛阈耗能之和的比值来表示，或者说，用痛阈和耐痛阈之和作为计量单位，对组织损伤能量进行计量。因此，临床上只需测量出痛阈与耐痛阈耗能，就可以计算出疼痛强度。

故疼痛强度

$$T = W/(W_3 + W_4) \quad \mathrm{TS} \qquad (5-8)$$

式中

T——疼痛强度

TS——强度单位（田氏）

综合上述，伤害感受强度可以用来评判治疗效果指标，指导疼痛疾病的治疗。疼痛疾病经过某种方法的治疗，若伤害感受强度下降，证明治疗效果较好，反之则效果较差。测量疼痛强度是为了对某一事件作出公正评判，如交通事故和医疗事故的治疗纠纷；或者对某一疼痛疾病的正确给药，如癌症给药；或者指导选择适当的治疗方案，如采用手术还是保守治疗。所以要求测量出比较精确的疼痛强度，并具有权威性和指导性。

■参考文献

[1] 陈瑗，周玫．自由基医学基础与病理生理［M］．北京：人民卫生出版社，2002：175－269.

[2] 赵志奇．疼痛及其脊髓机理［M］．上海：上海科技教育出版社，2000：1－21.

[3] 韩济生．针刺镇痛原理［M］．上海：上海科技教育出版社，1999：29－30.

[4] 胡纪湘．医用物理学［M］．北京：人民卫生出版社，2000：95－96.

[5] 尼克尔斯 J G，马丁 A R，华莱士 B G，等．神经生物学——从神经元到脑［M］．杨雄里，译．北京：科学出版社，2006：26－125.

[6] 莱维坦 I B，卡茨玛克 L K. 神经元：细胞和分子生物学［M］．舒斯云，包新民，主译．北京：科学出版社，2001：33－46.

[7] 韩济生．我国疼痛治疗新进展［J］．医学研究杂志，2010（01）：1－3.

[8] WALL PD，MELZACK R. Textbook of Pain［M］. Edinburah：Churchill Livinstone，1994.

第 6 章　经络实质及其临床应用

针灸学认为，经络（channel）是运行气血的通道，穴位（acupoint）是气输注于体表的点。作者研究认为，气的实质是电子，它们在体内一般以离子、自由基或气态小分子的形式存在。穴位解剖和穴位检测结果表明，穴位的实质是贯穿于皮肤和肌肉之间的电子通道，是电子在体表的出入点。它们是体内组织器官分布在体表的感受器，是疾病的反应点和治疗点。对比上述经络的功能作用可知，由于神经是运送电子的通道，血管是运送血液的通道，膜通道是运送带电粒子的通道，所以经络的实质就是神经、血管和膜通道。其中膜通道包括皮肤、肌筋膜、细胞膜、内脏包膜等所形成的通道。经络中的神经和血管，其实质上也是膜通道，只是为了叙述方便，将其分开而已。所以经络的实质可以统称为膜通道。由于膜通道具有输送电子的功能，故经络系统又可简称为电子通道。

经络图上的经络线，是按电子在电子通道中运行和分布标绘的路线，它没有实际的解剖学意义，但它具有重要的生理和病理学意义。经络的临床作用是将穴位、脏腑乃至全身上下联系在一起，构成一个网络系统，通过神经、血管和膜通道的相互联络来实现其功能活动。其中神经主要负责信息传递，血管主要负责信息响应和炎症反应，膜通道主要负责带电粒子的输送，三者构成了一个有机的功能活动整体。当脏腑发生疾患时，神经立即将信息传递给穴位中的血管，血管立即进行信息响应，形成穴位与脏腑同步的病理反应，当针刺穴位进行治疗时，通过经络系统也可影响到脏腑使脏腑疾患得以修复。同样，当穴位受到外来致病因子刺激时，通过经络系统也可影响到脏腑甚至全身，引起各种病理症状。

6.1　经络系统的概貌

早在我国原始社会时期，人们就已应用砭石、骨针和火灸来治病和止痛。到了春秋战国时期（前 770—前 221）形成了包括经络学说在内的中医理论体系。在我国现存的、最早的经典医籍《黄帝内经》一书中，对经络、腧穴和针灸技术就已经作了比较系统的论述，奠定了以经络学说为核心的针灸理论基础。在此基础上又有了《铜人腧穴针灸图经》、《十四经发挥》等专著，因此，要研究针刺的作用原理，首先要对经络的概貌有所了解。

经络是一个系统，包括十二经脉、奇经八脉、十二经别、十五络脉、十二经筋和十二皮部。十二经脉是经络系统的主干，内属于脏腑，外络于支节，将人体内外联系成一个有机的总体。十二经别，是十二经脉在胸、腹及头部的内行支脉。十五络脉，是十二经脉在四肢部及躯干前、后、侧三部的外行支脉。奇经八脉，是具有特殊分布和作用的经脉。此外，经络的外部筋肉也受经络支配分为十二经筋；皮部也按经络的分布分为十二皮部（图 6－1）。

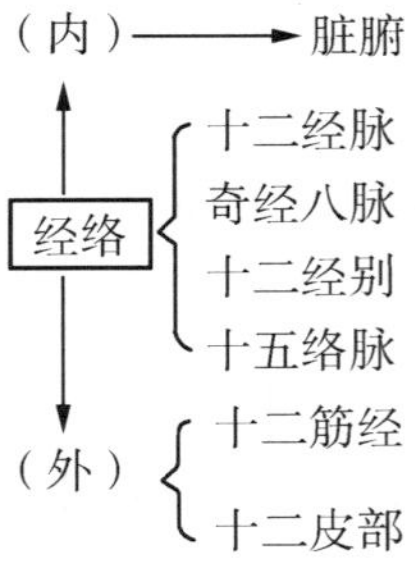

图 6－1　经络系统简图

由图 6－1 可以看出，经络是一个网络系统，内属脏腑，外络皮肤肌肉，机体内部布满了以十二经脉为主导的许多分支。从整体来看，经络是一个对机体的生理活动和病理反应进行调控的网络系统。经络图中的体表经络线，是经络系统从穴位至脏腑之间，穴位至肢节之间相互联络的路线，它们与实质的解剖没有关系。故经络一词有经过和联络之意。

十二经脉分为手、足三阴三阳共十二条，它们首尾相接，表里相连，形成一个有机的整体。它们的循行路线如下：

Ⅰ. 手太阴肺经

起于中焦（三焦无形，据《难经》所指：中隔之上为上焦，中隔与脐之间为中焦，脐以下为下焦），下络大肠，还循胃口（下口幽门，上口贲门），通过膈肌，属肺，从肺系（与肺相连的气管、支气管及喉咙等）横行至胸部外上方，出腋下，沿上肢内侧前缘下行，过肘窝，入寸口（手腕上脉搏动之处），上鱼际，直出拇指桡侧端。见图 6－2。

Ⅱ. 手阳明大肠经

起于示指桡侧端，经过手背部行于上肢伸侧（外侧）前缘，上肩，至肩关节前缘，向后到第 7 颈椎棘突下，再向前下行入缺盆（锁骨上窝），进入胸腔络肺，向下通过膈肌下行至大肠，属大肠。

分支：从锁骨上窝上行，经颈部至面颊，入下齿中，回出挟口两旁，左右交叉

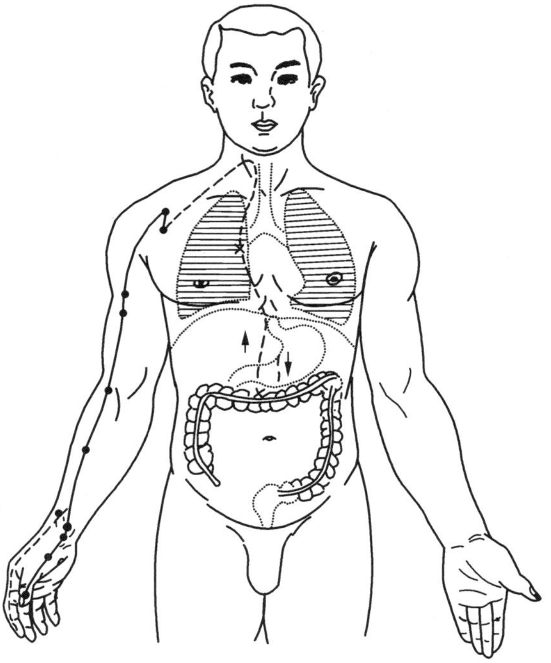

图6－2　手太阴肺经

入人中（嘴与鼻之间的鼻沟），至对侧鼻翼旁，交于足阳明胃经（图6－3）。

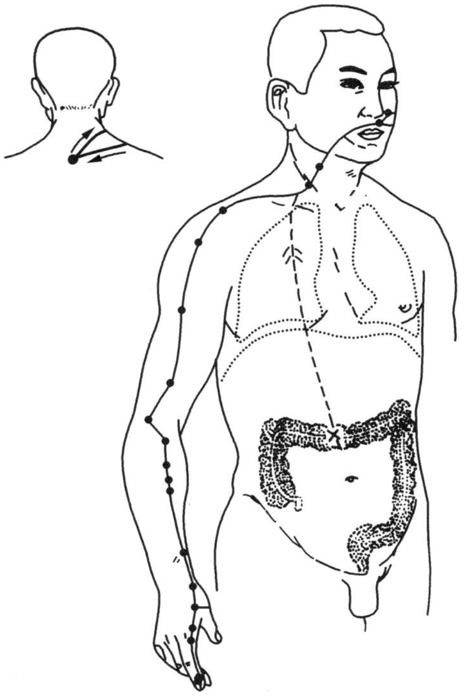

图6－3　手阳明大肠经

Ⅲ. 足阳明胃经

起于鼻翼旁，挟鼻上行，左右交会于鼻根部，旁行入目内眦，与足太阳经相交，向下沿鼻柱外侧，入上齿中，出而挟口两旁，环绕口唇，在颏唇沟处左右相交，退回下颌骨后下缘处，沿下颌角上行过耳前，经过鬓角，沿发际到额前。

分支：从颌下缘分出下行，沿喉咙向下后行至大椎（第 7 颈椎棘突），折向前行，从锁骨上窝深入体腔，下行穿过膈肌，属胃，络脾。

直行者：从锁骨上窝出体表，沿乳中线下行，挟脐两旁（旁开 2 寸），下行至腹股沟处。

分支：从胃下口幽门处分出，沿腹腔内下行至腹股沟，与直行之脉会合，而后沿大腿之前侧下行，至膝髌，向下沿胫骨前缘行至足背，入足第二趾外侧端（图 6 –4）。

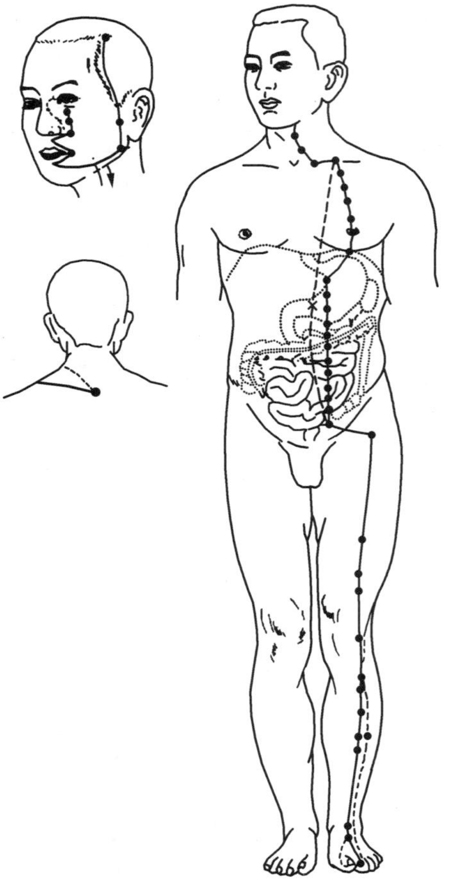

图 6 –4　足阳明胃经

分支：从膝下 3 寸处分出，下行入中趾外侧端。

分支：从足背分出，前行入足大趾内侧端，交于足太阴脾经。

Ⅳ. 足太阴脾经

起于足大趾内侧端，沿内侧赤白肉际处上行过内踝的前缘，沿小腿内侧中线上行。至内踝尖上 8 寸处，与足厥阴肝经交叉后行于肝经之前，上行沿大腿内侧前缘，进入腹中，属脾，络胃。向上穿过膈肌，沿食管两旁，连舌本体，散于舌下。

分支：从胃别出，上行通过膈肌，注入心中，交于手少阴心经（图 6－5）。

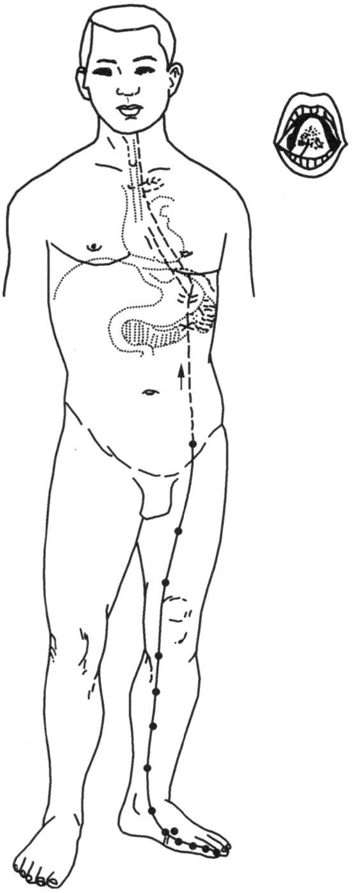

图 6－5　足太阴脾经

Ⅴ. 手少阴心经

起于心中，走出后属心系（心与其他脏腑相连的脉络），向下穿过膈肌，络小肠。

分支：从心系分出，挟食管上行，连于目系（目与脑相连的脉络）。

直行者：从心系出来，退回上行经过肺，向下浅出腋下，沿上肢内侧后缘，过肘中，经掌后锐骨端，进入掌中，沿小指桡侧，出小指桡侧端，交于手太阳小肠经（图 6－6）。

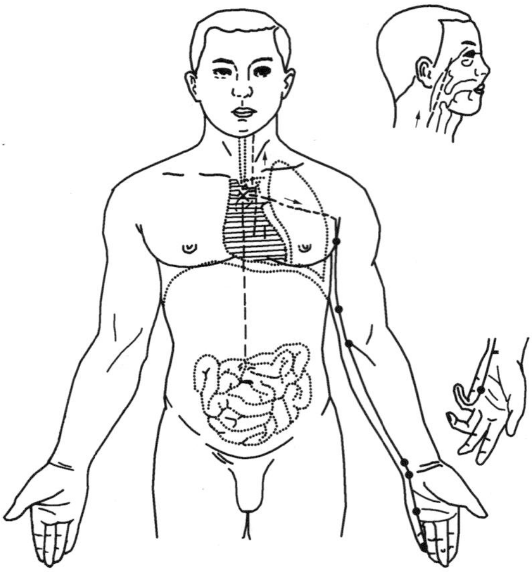

图6－6　手少阴心经

Ⅵ. 手太阳小肠经

起于小指外侧端，沿手背尺侧上腕部，循上肢外侧后缘，过肘部，到肩关节后面，绕行肩胛部，交肩上后入第7颈椎棘突，再前行入锁骨上窝，深入体腔，络心，沿食管下行，穿过膈肌，到达胃部下行，属小肠。

分支：从锁骨上窝出来，沿颈部上行到面颊，至目外眦后，退行进入耳中。

分支：从面颊部分出，向上行于目眶下，至目内眦，交于足太阳膀胱经（图6－7）。

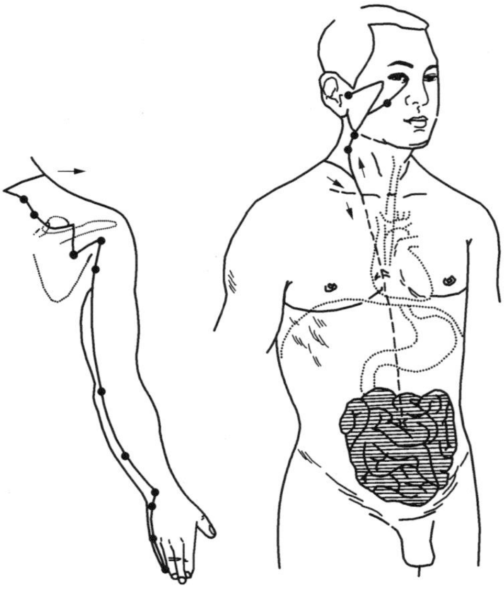

图6－7　手太阳小肠经

Ⅶ. 足太阳膀胱经

起于目内眦，向上到达额部，左右交会于头顶部。

分支：从头顶部分出，到耳上角处的头侧部。

直行者：从头顶部分出，向后行至枕骨处，进入颅腔，络脑，退回出脑后下行到项部，下行交会于第7颈椎棘突，再分左右沿肩胛内侧、脊柱两旁（脊柱正中旁开1.5寸）下行，到达腰部，进入脊柱两旁的肌肉，深入体腔，络肾，属膀胱。

分支：从腰部分出，沿脊柱两旁下行，穿过臀部，从大腿后侧外缘下行至腘窝中。

分支：从头后侧分出下行，经肩胛内侧，挟脊（脊柱正中旁开3寸）下行至髋关节处，经大腿后侧至腘窝中，与前一支脉会合，然后下行穿过腓肠肌，出走于足外踝后，沿足背外侧缘至小趾外侧端，交于足少阴肾经（图6-8）。

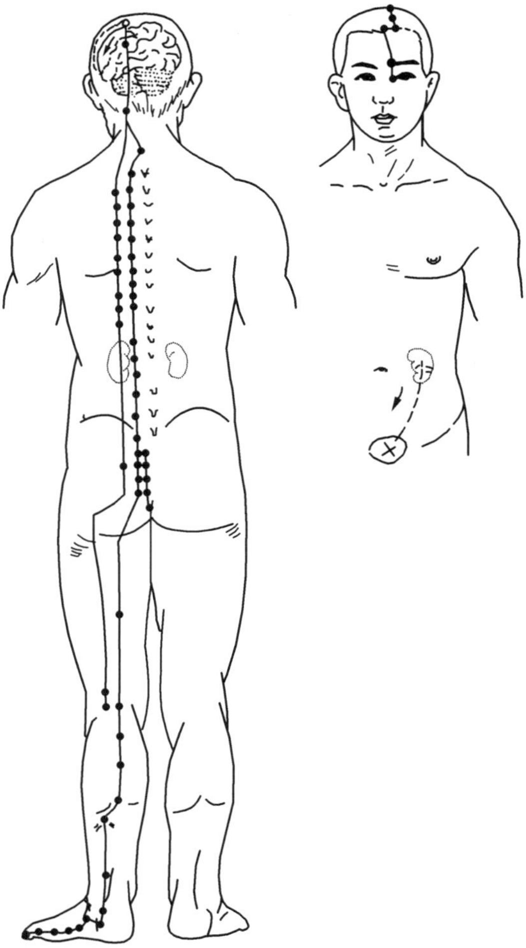

图6-8　足太阳膀胱经

Ⅷ. 足少阴肾经

起于足小趾下，斜行于足心，出于舟骨粗隆之下，沿内踝后进入足跟部，向上沿小腿内侧后缘，至腘窝内侧，上股内侧后缘入脊内，穿过脊柱至腰部，属肾，络膀胱。

直行者：从肾上行，穿过肝和膈肌，进入肺，沿喉咙到舌根两旁。

分支：从肺分出，络心，注入胸中，交手厥阴心包经（图6－9）。

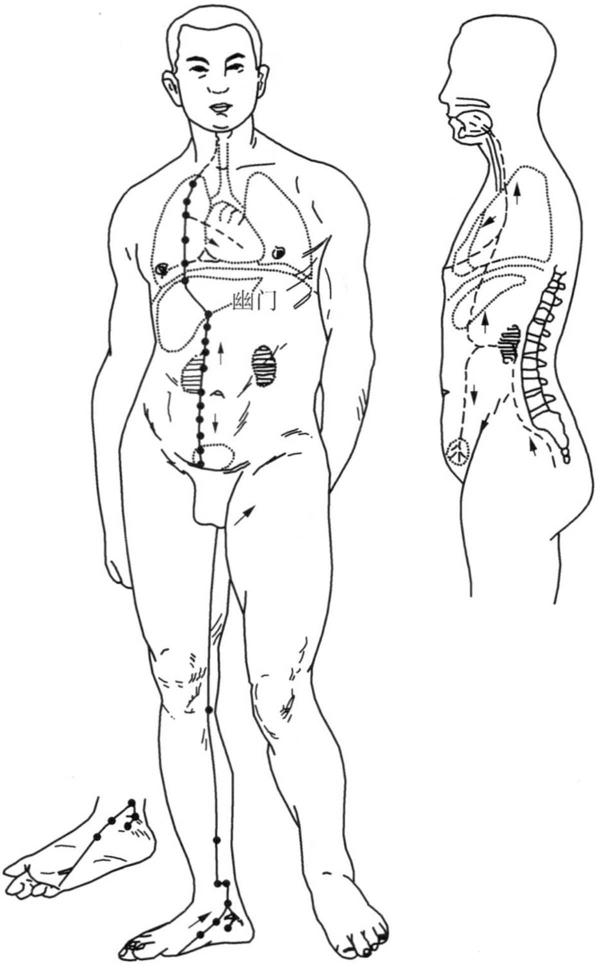

图6－9　足少阴肾经

Ⅸ. 手厥阴心包经

起于胸中，走出后属心包经，向下穿过膈肌，依次络于上、中、下三焦。

分支：从胸中分出，沿胸线出胁部，当腋下3寸处，向上至腋窝下，沿上肢内侧中线入肘，过腕部，入掌中，沿中指桡侧，出中指桡侧端。

分支：从掌中分出，沿无名指出尺侧端，交于手少阳三焦经（图6－10）。

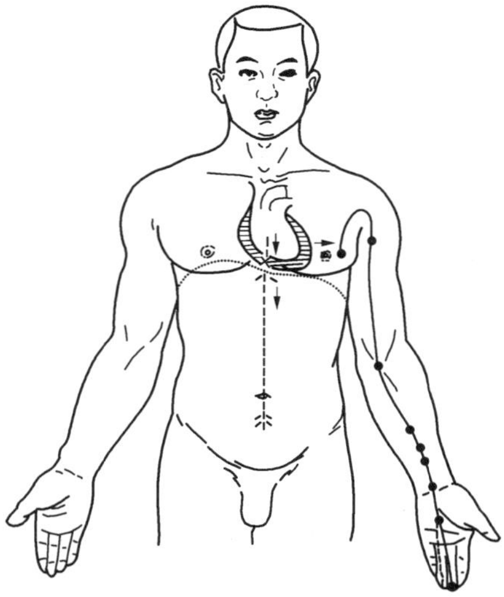

图6－10　手厥阴心包经

X. 手少阳三焦经

起于无名指尺侧端，向上沿无名指尺侧至手腕背面，上行于前臂外侧尺、桡骨之间，过肘尖，沿上臂外侧向上至肩部，向前行入锁骨上窝，布于胸中，散络心包，穿过膈肌，依次属上、中、下三焦。

分支：从胸中分出，上行出锁骨上窝，至肩部，左右交会于第7颈椎棘突，分开上行到项部，沿耳后乳突，直上出耳上角，然后屈曲向下经面颊部至目眶下。

分支：从耳后分出，进入耳中，出走耳前，在面颊部与前一支相交，至目外眦，交于足少阳胆经（图6－11）。

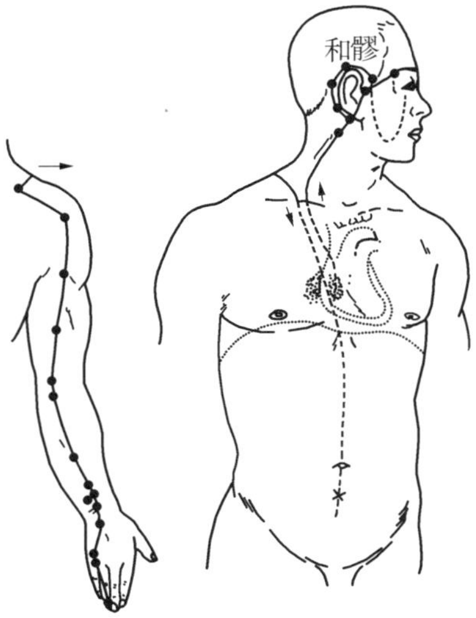

图6－11　手少阳三焦经

Ⅺ. 足少阳胆经

起于目外眦，上至额角，再向下到耳后，再折向上行，经额部至眉上，又向后折至枕大神经处，沿颈下行至肩上，左右交会于第7颈椎棘突，分开前行入锁骨上窝。

分支：从耳后乳突分出，进入耳中，出走于耳前，至目外眦后方。

分支：从目外眦分出，下行至下颌部，同手少阳经分布于面颊部的支脉相合，复行至目眶下，再向下经过下颌角部，下行至颈部，经颈前与前脉会合于锁骨上窝，然后下行进入胸腔，穿过膈肌，络肝，属胆，沿胁里浅出腹股沟，绕阴部毛际，横向至髋关节处。

直行者：从锁骨上窝下行至腋，沿胸侧过季胁，下行至髋关节处与前脉会合，再向下沿大腿外侧，膝关节外缘，行于腓骨前面，直下至腓骨下端，浅出外踝之前，沿足背行出于足第四趾外侧端。

分支：从足背分出，前行出足大趾外侧端，折回穿过爪甲，分布于足大趾爪甲后丛毛处，交于足厥阴肝经（图6－12）。

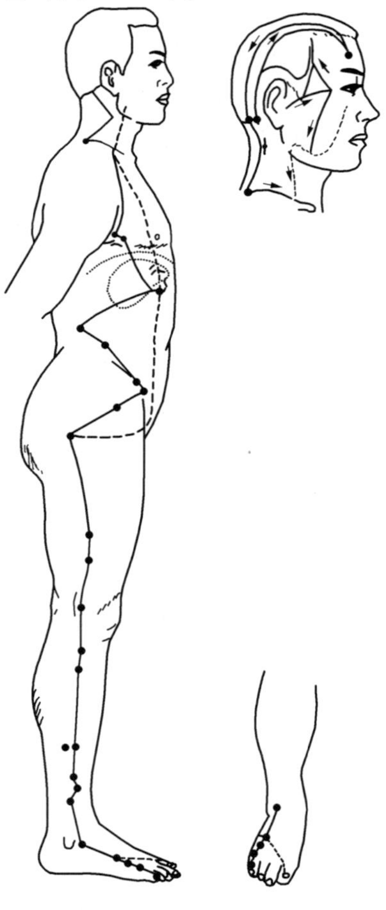

图6－12　足少阳胆经

Ⅻ. 足厥阴肝经

起于足大趾爪甲后丛毛处，向上沿足背至内踝前1寸处，向上沿胫骨内缘，在内踝尖上8寸处交出足太阴脾经之后，上行过膝内侧，沿大腿内侧中线进入阴毛中，绕阴器，至小腹，挟胃两旁，属肝，络胆，向上穿过膈肌，分布于胁肋部，沿喉咙的后边，向上进入鼻咽部，连接目系，出于额，上行与督脉会于头顶部（图6－13）。

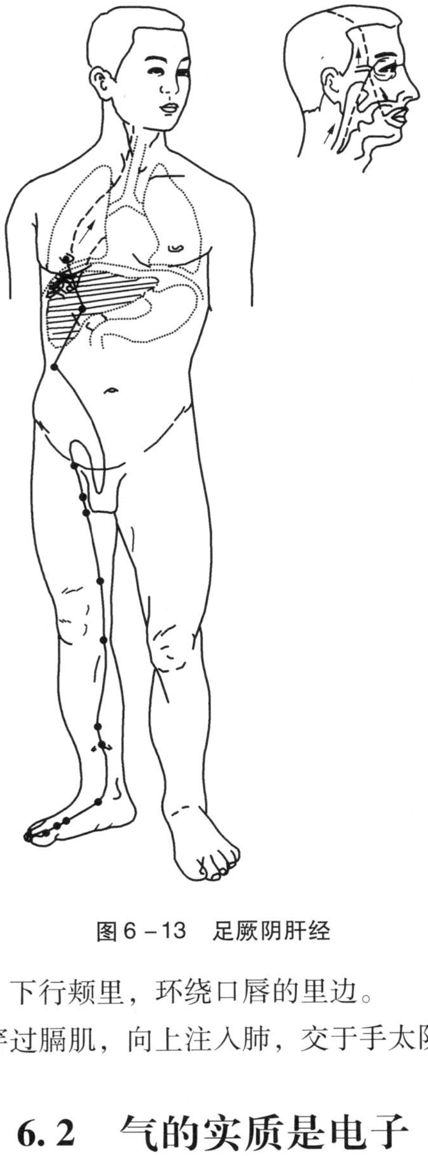

图6－13　足厥阴肝经

分支：从目系分出，下行颊里，环绕口唇的里边。

分支：从肝分出，穿过膈肌，向上注入肺，交于手太阴肺经。

6.2　气的实质是电子

中医学认为：气是人体内活力很强、运行不息的极精微物质，是构成人体和维持人体生命活动的基本物质之一。人体之气分为元气、宗气、营气和卫气4种。其中元气又称先天之气，来源于父母的生殖细胞，是生命活动的原动力。宗气又称后天之气，来源于饮食和氧气，是生命活动的后动力。营气又称营运（养）之气，来源于宗气，运行于血管之内，是人体新陈代谢的作用力。卫气又称防卫之气，也来源于宗气，是活动于血管之外的免疫能力。

6.2.1　元气和宗气来源于原始大气

1953 年美国芝加哥大学的斯唐来·米勒仿照原始地球大气比例，并模仿原始地球的闪电作为能源，合成了甘氨酸、丙氨酸、天冬氨酸和谷氨酸等 11 种氨基酸。验证了前苏联学者奥巴林关于《地球上生命的起源》的推断，也证明了人体内元气的来源。在斯唐来·米勒将原始大气化合成氨基酸的过程中，气态分子进行分解重组，生成了新的物质，发生了质的变化。唯一没有改变的是原始大气中气态分子的电子，它们仍然保留原始大气分子的原质（元气）。也就是说，无论生成的是何种新的物质，它的化学“键”仍然使用的是原始大气中气态分子的电子。并在繁殖演变过程中，遗传给了父母的生殖细胞。也就是说，活动在生殖细胞内外的所有电子是来源于原始大气的遗传因子，故称它们为元气。

宗气来源于摄入的营养物质和吸入的氧气，其中氧气是一种特殊的自由基，它的分子轨道上有两个未配对的电子，称为双基。营养物质中的脂肪、蛋白质、糖、维生素和其他一些离子，它们的外层轨道上也分布有不同的电子，这些电子也来源于原始大气，归属于同一个宗祖，所以称它们为宗气。

6.2.2　营气和卫气来源于 NO 气体

1998 年诺贝尔生理学或医学奖获得者 Furgot R，Ignarro L，Murad F 三位美国科学家发现了一氧化氮气体是心血管系统的信号分子，证明了体内的确有气存在。后来又发现了另外两种气态小分子：一氧化碳（CO）和硫化氢（H_2S），并具有重要的生理功能。如 NO 和 CO 具有舒张血管的作用和在中枢神经系统中充当触突递质作用。三位科学家的发现证明了中医“气”学的实质性和正确性，目前知道它们主要存在于心血管系统和神经系统内。

营气和卫气来源于宗气，也都同属于原始大气。其中，营气活动在血管之内，卫气活动于血管之外，它们就是新发现的 NO、CO 和 H_2S。三者都在平滑肌细胞中生成，而 NO 和 CO 还可在内皮细胞中生成，所以会涉及心血管的许多功能，对心脑血管有调控作用。其中 NO 是自由基，CO、H_2S 的次级产物 CO_2、CO_3、HS 也都是自由基，自由基的特点是具有未配对的电子。自由基既是一种致痛物质，又是一种杀菌物质，它们具有很强的氧化性，能在免疫细胞吞噬作用中杀死细菌或侵入机体的异物。所以把活动在血管之内的气态小分子称为营气，把活动在血管以外的自由基称为卫气，是有其道理的。

上述证明，气的实质是电子。但由于电子太小，无法在体液中移动，故电子一般依附在离子、自由基和气体小分子上。因此，气的实质扩展到了离子、自由基和气态小分子。

6.3　穴位是电子在体表的出入点

从微观上说，带电粒子在皮肤上有两条出入通道，一条是汗孔，主要是钠、钾、氯、钙等带电离子的排出通道；另一条是穴位，它主要是自由基等带电粒子的出入通道。电子在体内不像在金属导体内那样能自由活动，它必须依附在其他粒子上才能移动，自由基上的电子也只能依附在自由基上才能穿过穴位，电子本身不能单独出入。

针灸学认为：穴位是脏腑、经络气血输注于躯体外部的特殊部位，也是疾病的反应点和针灸等治法的刺激点。1950 年日本学者中谷义雄最早发现了皮肤上穴位的电阻比周围皮肤低，后来日本的京大笹川教授称它为“良导点”。用穴位探测仪在皮肤表面很容易找到“良导点”，并可验证穴位在体表的表现是一个点，故从穴位的功能上说，它是电子在体表的出入点。从临床来说，它是疾病的反应点、检测点和治疗点。

1988 年上海中医学院解剖教研室严振国等人对常用穴位进行了解剖学研究，发现 157 个穴位均穿过皮肤、皮下组织、肌筋膜层，到达骨骼肌之中，且不同穴位在体内的位置有深有浅，呈立体式存在。对应于皮肤表面的穴位是按经络分布和排列的，不同经络或同一经络的不同部位分布和排列有多个不同名称的穴位。同时，还发现了一个重要事实，被解剖的 157 个穴位有一个共同的特点：所有的穴位中都分布有细小的血管和神经。

根据对 157 个穴位的解剖事实和对“良导体”的检测结果可知，穴位是一条贯穿皮肤、皮下组织、肌筋膜、肌肉组织、血管和神经的电子通道，简称为贯穿皮肤和肌肉之间的电子通道，它在皮肤上的表现是一个点，故又被称为电子在体表的出入点。

6.4　经络是输送电子的通道

中医学认为：经络是运行气血、联系脏腑和体表及全身各部的通道，是人体功能的调控系统。现已证明，气的实质是电子，将机体组织分别对比上述经络的功能作用可知，经络的实质是指神经、血管和膜通道。因为神经是运行离子（气）、传递信息的通道，且神经分布于全身上下，对人体功能起着调控作用；血管是输送血液和离子（气、血）的通道，它通达全身各部，起到调控新陈代谢的重要作用；膜通道是运送带电粒子（气）的通道，它包括皮肤、肌筋膜、腱鞘、内脏包膜和细胞膜等膜性组织所形成的通道，也包括皮肤上的五官、尿道、肛门、汗孔和穴位，还包括细胞膜上离子通道和所有膜上物质交换的孔隙。膜性组织是除神经、血管以外全身分布最多最广的组织，可以说是第三种广布于全身的组织系统。

从人体组织的导电性能来看，所有膜性组织都是绝缘体，而皮下组织、肌肉组织、内脏实体、神经和体液等是导电体。从解剖学来看，皮下组织被皮肤与肌筋膜夹持着，肌肉组织被肌筋膜包围着，内脏实体被内脏包膜围绕着，如果把皮下组织、肌肉组织、内脏实体等组织从膜中取出，躯体就会形成一个个的空间。因此皮下组织、肌肉组织、内脏实体等导电体可视为带电粒子移动的通道，故将膜性组织所形成的通道称为膜通道。其实，血管和神经也都是膜通道，只是为了描述方便，将它们分开而已。所以，经络的实质可统称为膜通道。由于膜通道具有输送电子的功能，从功能上说，经络是输送电子的通道。

6.5 电子具有波粒二象性

以上的研究表明，气的实质是电子，穴位和经络是输送电子的通道。然而，现代生物量子学证明，电子具有波粒二象性，即电子具有粒子的特性，同时又具有波的特性，因此，电子与经络、穴位之间的关系，同样也表现出波粒二象性。

6.5.1 电子的粒子特性

经络是输送电子的通道，穴位是电子在体表的出入点，电子沿经络线通过穴位达到体表，形成一条完整的电子输送通道。从功能上说，经络和穴位是不可分割的整体。从经络的解剖实质来看，一条经络线是由多条大小不等、形状不一的电子通道构成的，形态上可以用小溪、河流、湖泊等来比喻。而对一个穴位来说，相对比较规范，它可以用单纯的小溪来比喻。如果把皮肤表面比喻成大海，穴位就好比是调控机体内外水流出入的多个闸门，经络就好比是联系身体各处的诸条河流，共同起到整体的调控作用。另外，由于电子具有行走短路的特性，故古人在经络图上所描绘的经络线是指电子快速达到躯体各处的最短路线。它没有实质性的解剖学意义，但具有很重要的生理学和病理学意义。

由此可知，经络图上的十二经脉，是电子从穴位到达脏腑所行走的十二条最短的路线（通道）。其中，经，指经过，脉，指通道之意。十二筋经是电子沿肌筋膜所行走的十二条最短的路线。其中，筋，指肌筋膜，经，表示路径之意。十二皮部是十二经脉在皮肤上所起作用的部位，这些部位与脏腑有密切关系。同样，奇经八脉是电子在这些经络中所行走的最短路线，由于这些经络具有奇特功能作用，又不同于上述经络，故称之为奇经八脉。

6.5.2　电子的波特性

电子的波特性，可以用现在临床上常用的电针仪、经皮电刺激仪、心电图机等诊断或治疗仪器为例来解释。如心脏工作时，它就是一个信号源，发射出正常工作的电磁波，电磁波经过机体各组织达到心电图机上的导联（穴位）时，在心电图机上就会显示出正常的心电图。当心脏有病时，发射的是异常工作的电磁波，在心电图机上就会显示出病态心电图。同样，以穴位为信号源，通过电针仪发射相关电磁波，可治疗内脏某些相关的疾病。由此看来，穴位和内脏可以互为信号源，也可互为接收器，它们之间的作用机制就是电子的波特性。

如果把电磁波比喻成水波，问题就比较容易理解了。在平静的水面上设有A、B两点，先在A点处扔下一块小石头，产生一种被视为正常的水波，水波向着四周波动，最后波及B点时，B点会感受到这种由A点波动而来的正常波浪。然后在A点处扔下第二块石头，产生一种不同于第一次的水波，同样，在B点会感受到由A点传来的异常波浪。如果把A点视为内脏，B点视为穴位，那么A、B两点之间的最短距离就是经络线。

如何使从A点传来的异常波浪回归到第一次的正常波浪，或者说，如何在穴位上发射一种电磁波来治愈某些疾病，这是所提问题的关键。作者认为，第一，要想回归到正常，首先要检测出信号源在正常工作时电磁波的物理量（波形、波长、频率等）和异常工作时电磁波的物理量，并计算出两者的差异。第二，在多个相关的穴位上同步发射两者物理量差异的电磁波，使异常电磁波叠加后回归到正常，就可治愈身体的某些疾病。

可惜的是目前所有的疼痛治疗仪器还无法做到这一点，其治疗仍具有盲目性或经验性，不过，作者相信在不久的将来，利用电子的波特性，可发明一种能快速消除疼痛的仪器，造福于广大疼痛患者。

6.6　穴位与经络的临床应用

生物量子学认为，电子具有波粒二象性。作为粒子的特性：生物电子既具有电子的一般特征，同时又是整个生物体的组成部分。作为波的特性：生物电子既可发射电磁波，表达组织活动的信息，又可通过电磁波的生物效应，影响组织的病理活动。因此，经络、穴位具有波粒二象性的临床作用，因为它们是运行电子的通道和信号发射点。

6.6.1 疼痛发生的原因

中医学认为，构成人体和维持人体正常生理功能所需要的气称为正气，非生理功能所需要的并有损于身体健康的气称为邪气。气的实质是电子，电子在体内是以离子、自由基和气态小分子的形式存在，故活动在体内的离子、自由基和气态小分子就有正邪之分。

引起疼痛疾病发生的原因有两种。由环境因素引起的有风、寒、暑、湿、燥、火六种不正之气，以及跌打损伤、慢性劳损、菌毒入侵等，它们都是导致气血运行障碍，生成自由基，引发疼痛的外因；身体内部有喜、怒、忧、思、悲、恐、惊七情，它们也是产生自由基、导致疼痛的重要原因之一。正常的七情不会使人发病，只有突然、强烈或长期持久的情绪刺激，超过人体本身生理活动的调节范围，引起脏腑功能紊乱，抵抗外邪的能力降低，才会导致疼痛疾病的发生。七情太过可影响和伤及相应的脏腑，如过惊过喜伤心、过怒伤肝、过悲过忧伤肺、过思伤脾、过恐伤肾，脏腑损伤自然会导致疼痛发生。所以风、寒、暑、湿、燥、火六种不正之气，以及跌打损伤、慢性劳损、菌毒入侵等，被称为外来邪气，喜、怒、忧、思、悲、恐、惊七情被称为内生邪气。它们是生成自由基、引发疼痛的主要因素。

6.6.2 穴位对疾病信息的传播作用

穴位是脏腑在体表的感受器，也是脏腑在体表的治疗点。穴位的功能活动是通过经络系统将穴位、内脏等器官和组织联成一体，将它们之间变成零距离，再通过神经、血管和膜通道各自的功能活动来完成的。如胃痛时，胃痛信息首先通过神经系统传递给穴位，刺激穴位中的细小血管，导致血管内皮细胞释放 NO，而 NO 气态小分子具有舒张小血管的作用，引起血管充血、局部水肿、酸胀和压痛等炎性反应。用针刺激穴位时，胃痛局部的自由基沿经络系统（主要是膜通道）到达穴位，进行还原反应去自由基。直到胃痛局部堆集的自由基全部还原成非自由基物质，胃痛便自然消失。同样，如环境温度突然变化，身体受凉，皮肤毛细血管收缩，汗腺关闭，导致体表的负离子增多，刺激穴位，引起穴位中血管的炎症反应，通过经络系统将炎症反应所生成的自由基输送给各脏腑，引起风寒感冒的全身症状。

6.6.3 经络具有输送自由基的作用

前面说过，神经和血管也是输送电子的膜通道，只是为了方便描述而将其分开而已，所以经络的实质就是膜通道。膜组织是人体最常见的也是数量最多的一种组织，如皮肤、肌筋膜、腱鞘、腹膜、内脏包膜、细胞膜、神经和血管等。膜组织可定义为：可以保护机体、隔离其内容物，并能进行物质交换的结缔组织。其中物质交换是膜组织最重要的功能之一，如皮肤上的五官、两阴、汗孔和穴位，细胞膜上的离子通道，其他膜上的缝隙通透等，都是对外进行物质交换的通道。如果将所有被膜组织隔离的内容物去掉，它们就成为一个个大小不同的空间，这些空间和膜组织上的物质交换孔穴，就是输送带电粒子的通道。由于带电粒子具有行走短路的特性，所以经络是穴位到各内脏器官的最短路线。如果内脏器官发生病变，生成过多的自由基，引起疼痛，经络可将高电位的自由基向低电位输送，并通过穴位向体外释放。也可利用针刺疗法或田氏测痛治疗仪进行治疗，通过经络的导电作用将自由基转移至穴位，进行氧化还原反应去自由基而镇痛。

6.6.4　穴位的诊断作用

量子生物学认为，生物电现象是机体中的一种生物电子活动引起的，并且随着生物体的生理或病理变化而变化，这是一切生物体都普遍存在的生物电现象。生物电子既具有电子的一般特征，同时又是整个生物体的组成部分。生物电产生的电流波形、幅值、频率随着组织的不同而各异（几种人体信号如表6－1所示）。

表6－1　人体电信号

种类	幅值范围	频带
心电	10μV～20mV	0.05～100Hz
脑电	2～200μV	0.1～100Hz
肌电	20～5000μV	5～2000HZ
视网膜电	0.5μV～1mV	0.01～200Hz
眼电	10～3500μV	DC至100Hz

这种生物电通过幅值、潜伏期、不应期的共同作用，对该组织的生理或病理活动进行编码，同时，该组织作为信号源，将其编码以频率的方式发射电磁波。穴位是人体体表的感受器，也是电磁波的接收器。穴位接收到信号源发来的信号后，对其信号进行解码，还原成组织生物电的幅值，因此，我们在体表可检测到相关穴位上的电阻或电压变化，这种相关穴位上电阻或电压的细微变化就反映了信号源的生理或病理情况。

具体来说，心脏的心肌细胞兴奋时，会发生除极和复极，同时会产生相应的动作电流。对于心肌乃至整个心脏的除极和复极，也会有相应的动作电流产生。这种动作电流转换成为信号在体内传播，便在人体体表两点间产生了电势差。这种随心动周期而变化的电势差，用时间轴表示出来就成为心电图。对照其心电图的诊断标准，就可知心脏的当前状况。

6.6.5 穴位的治疗作用

健康人体各器官活动时所发射的电磁波，是在最佳电磁学参数的数值范围之内。如果因为致病因素导致机体受到伤害，就会出现电磁学参数低于或高于这个范围，表现出机体器官的功能失常，人就处于患病状态。由于机体器官与穴位有着特殊的联系，也会反映出来与之相关联穴位的电压、电阻数值发生变化。同时，穴位也会出现压痛、结节等敏感反应。为此，可利用脉冲电针仪对其穴位进行治疗，发射不同频率的电脉冲来调整这个电磁学参数，使它向正常值转移，并通过各种频率的生物效应对其进行修复。如中频脉冲电针治疗仪发射的方波，具有消炎止痛、镇静、催眠、解痉、恢复肢体功能、促进组织吸收，以及止痒、降压等作用。同样，也可利用电疗法，如低频、中频、高频、微波、经皮电刺激等；光疗法，如红外线、紫外线、红光、蓝紫光、激光等。还可用超声波疗法、磁场疗法等进行治疗，通过各种电磁波频率对其电磁学参数进行调整，以及利用它们的生物效应，对机体的损伤部位进行治疗和修复，使患病者回归到健康状态。

■参考文献

[1] 沈雪勇．经络腧穴学［M］．北京：中国中医药出版社，2003：1－14，291－297.

[2] 刘普和．医学物理学［M］．北京：人民卫生出版社，2000：144－179.

[3] 孙广仁．中医基础理论［M］．北京：中国中医药出版社，2002：128－139，217－229.

[4] 吴庆余．基础生命科学［M］．北京：高等教育出版社，2003：258－267.

[5] 赵保路．一氧化氮自由基［M］．北京：科学出版社，2008：1－43.

[6] 赵保路，陈惟昌．NO 自由基的性质及其生理功能［J］．生物化学与生物物理进展，1993（20）：409－411.

[7] 严振国．常用穴位解剖基础［M］．上海：上海中医学院出版社，1991.

[8] 刘士生．心电图诊断学［M］．北京：人民卫生出版社，2003：4－27.

[9] 田今华，王晓民，韩济生．一氧化氮与痛觉调制［J］．生理科学进展，1996（02）：161－164.

[10] WENJUAN QIU. Dynamic functional connectivity analysis of Taichong (LR3) acupuncture effects in various brain regions [J]. Neural Regeneration Research, 2012 (06).

第7章　针刺镇痛原理的剖析

针刺镇痛（acupuncture analgesia）是中医的传统疗法，已有几千年的历史。至今临床上仍在使用，说明确有一定的治疗效果。针刺治疗传承至今天，通过历代医家的研究和临床实践，许多方面已有了突飞猛进的发展。针具的演变包括材质和形状演变两个方面：材质方面从“砭石”到骨针、竹针、金针、银针、马口铁针，直到今天的不锈钢针；形状方面从原始针型到古代“九针”，再到今天的针灸针、小针刀、银质针、浮针、注射针、仪器专用针等。从刺激方法发展来看，从手捻针到电针、水针、药针、温针，直到无针电刺激。在针刺镇痛原理研究方面，从中医的经络理论到张香桐教授的神经生理学研究、韩济生院士的神经化学研究。针刺理论的研究、针刺方法的发展和针具的演变，给古老的针刺镇痛疗法增添了新的活力，给神秘的穴位、经络理论开拓了新的研究途径。

本章以传统的针刺疗法为研究对象，以电化学反应为理论基础，分别对目前临床上常用的各种针刺疗法，从去自由基镇痛的角度进行剖析，找出各种针刺镇痛原理的共性和个性，以及它们所存在的主要优缺点，为测痛治疗仪的研制寻找最佳方案。

7.1　毫针与小针刀疗法

7.1.1　毫针疗法

毫针（filiform needle）俗称针灸针，是古代“九针”之一，也是现在临床上应用最为广泛的一种。当今使用的毫针是在20世纪中期，由承淡安先生创建的全国第一家针具制造厂改制的，并将针具的形状、大小、长短等进行了规范性设计，针柄采用铜丝缠绕，并在柄端绕制成T形环，便于进针和观察捻针的角度。以前毫针是用马口铁或金银等制成，今天的毫针均用不锈钢，坚韧、美观，并对身体无害。其形状见图7-1。

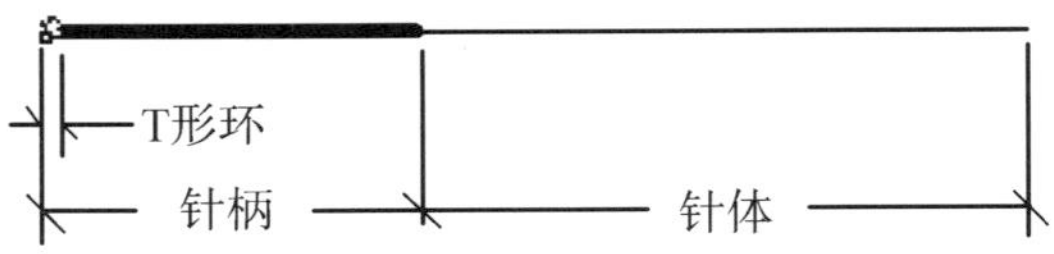

图 7 –1 常用的毫针

毫针疗法是一种传统的针刺疗法，其特点是毫针的针体小，直径仅为 0.3mm，进针时患者痛苦极少，甚至感觉不到疼痛。毫针疗法的理论依据是经络学说，它贯穿了整个毫针疗法的始末。毫针的针刺方法主要包括进针、得气、运针、留针和出针 5 个过程。其中得气是毫针疗法的真正目的，也是治愈疾病的关键。

1. 进针。一般是右手持针，左手按压穴位，在无菌操作的条件下，直刺、斜刺或平刺进入皮肤。根据各穴位的深浅、患者个体的差异，缓慢进入深层组织。一般以既有针感而又不伤及重要脏器为原则。

2. 得气（needle sensation）。针刺得气时，患者在针刺的部位有酸胀重麻感，有时还会出现不同程度的感传现象。医生持针的手上也会感觉到针下有沉重和紧涩。根据气的实质是电子可知，所谓得气，就是得到电子或自由基。

3. 运针（行针）。运针的目的是通过一些基本手法，如提插法、捻转法以及循法、弹法、刮法、摇法、飞法和震颤法来进行催气（promoting needle sensation），或增强针感。由于气的实质是自由基，可以说，运针手法能使自由基顺利清除。

4. 留针。是指进针后不要马上出针，而是在穴位内停留一段时间。留针过程中还可间歇进行运针，其目的是为了候气（waiting for needle sensation）、催气或持续加强针感。当针刺得气后，要注意守气（keeping needle sensation），守气的目的是为了持续清除自由基。

5. 出针。是毫针疗法操作过程中的最后一道程序，用左手持消毒棉球按于针孔周围，右手持针做轻微捻转，缓慢提至皮下，然后退出。《针灸大全》指出："出针贵缓，急则多伤"。

7.1.2 小针刀疗法

1976 年朱汉章医生在给一位掌筋膜损伤后遗症患者诊治时，发现掌骨已有粘连，导致患指不能伸屈而致疼痛，考虑用毫针治疗显然力不从心，用常规的手术治疗又怕会加重软组织的粘连，于是他选择了一支较粗的九号注射针头，在常规消毒后，将针刺至骨面，左右拨弄了几下，不到半分钟拔出针头，然后推压患指，随着"吱呀"一响，患指竟然活动自如了。此后朱汉章医生根据古代"九针"形状，将九号针头进行不断改造和临床实践，最后形成了现在的小针刀。小针刀是将针灸针与刀刃制成一体，之所以称为小针刀，是因为小针刀的外形似针灸用的针，但其尖端有一狭窄的刀刃，企图达到既能像手术刀那样进行切割，又能像针灸针那样镇痛的效果，发挥针刺和刀切的双重功效（图7－2）。

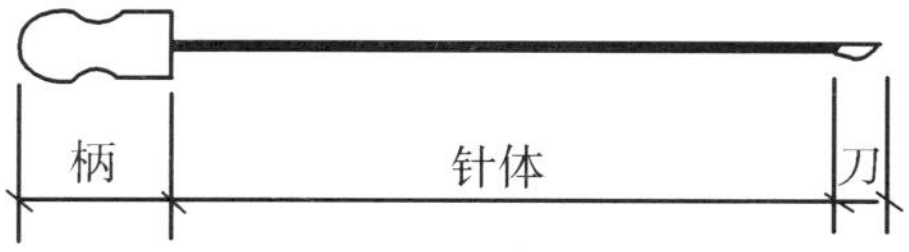

图7－2　小针刀

小针刀的式样很多，按刀刃可分为齐口针刀、斜口针刀、楔形刃针刀、圆刃针刀、凹刃针刀、剑锋针刀、鸟嘴刃针刀等。按针体的长短大小可分为1号、2号等。

小针刀除了有针刺镇痛的作用外，还有手术刀的切割、剥离功能。对于某些组织粘连导致功能障碍的慢性疾病有较好的疗效。其缺点是由于针体较大，需在局麻下进行。

7.1.3　毫针与小针刀疗法的镇痛原理剖析

根据测试可知，损伤组织内部有自由基堆集和负电位存在，导致了损伤局部疼痛发生。这时如果采用针刺治疗，不管是用毫针治疗还是小针刀治疗，从镇痛原理来说，除了有中医的经络理论、神经生理学理论、神经化学镇痛理论的支持外，在用针刺入病灶的过程中还构成了一个隐蔽的原电池，并发生了氧化还原反应，形成了去自由基镇痛原理。

根据原电池的构成条件：原电池应具有给出电子的半电池，有接受电子的半电池，还要有联通两池的盐桥和外部电路。上述针刺过程完全满足了形成原电池的条件。

现以骨骼肌组织损伤为例，用一根针灸针经皮肤刺入，通过皮下组织，穿破肌筋膜达到骨骼肌的损伤组织（图7－3）。

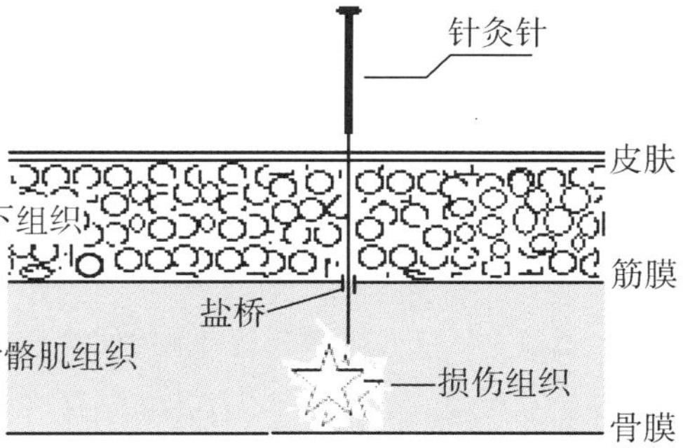

图7－3　针刺去自由基镇痛原理示意图

这时刺入的针灸针与骨骼肌的损伤内部就构成了一个半电池，与皮下组织构成了另一个半电池。位于骨骼肌部位的一段针灸针为负极，位于皮下组织的一段针灸针为正极。被穿破的肌筋膜（针体周围间隙）为盐桥，穿过盐桥中的一小段针体为外部电路，这样就构成了一个完整的去自由基的氧化还原装置。

已知损伤组织内部带负电，皮下组织不带电。根据原电池的反应原理，负电流从损伤组织流向皮下组织，所以电子从皮下组织通过正极（皮下组织的一段针体）、外部电路（盐桥中的一小段针体）、负极（损伤组织中的一段针体）到达损伤组织。损伤局部堆集的自由基通过还原反应，使未配对的电子进行配对，将自由基转化成为非自由基物质而镇痛。

7.2 腕踝针与浮针疗法

7.2.1 腕踝针疗法

腕踝针疗法是1975年第二军医大学附属长海医院的张心曙教授在传统针刺疗法的基础上创新的一种简便针刺疗法，即在手腕和脚踝相对应的6个纵向区内分别进行6点针刺，获得了较好的临床治疗效果，故命名为腕踝针疗法。

这种方法的要点是将身体分成6个纵向区：首先以全身前后的正中线为标线，左右两侧由前向后划分为6个纵向区，再以胸骨末端和肋弓交界处为中心，划一条环绕身体（膈）的水平线，将全身分成上下两部分，共分成12个区，将全身所有疾病都框在这12个区内。再根据疾病所在区域，在腕部或踝部相对应的区内选取治疗点进行针刺治疗。如头痛，病在膈水平线之上，故针刺选在手腕。前头痛，选取上1、上2、上3点，后头痛，选取上4、上5、上6点。左侧头痛选择左手，右侧头痛选择右手（图7-4）。

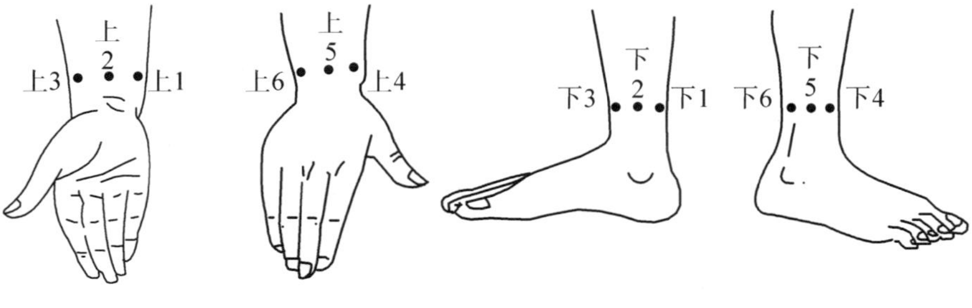

图7-4 腕部与踝部进针点的位置

选定进针点后，常规消毒，用1.5寸的毫针，针与皮肤成30°角快速刺入皮下组织，针刺沿皮下组织进达一定深度后留针20~30min，不做捻转和提插运针。一般隔日一次，10次为一疗程。急症可每日一次。腕踝针疗法的特点是留针刺激时间比较长，采用平刺或斜刺方法进针，不要求得气，患者感觉不会太痛，容易接受。此疗法将难记的一百多个穴位变成上下 6 个，简单易学，并且有较好的疗效。

7.2.2　浮针疗法

浮针疗法是在传统针刺疗法的基础上，由平刺或斜刺的方法演变和发展而来的一种更加简便的镇痛疗法。此疗法是 1996 年由第一军医大学附属南方医院符仲华教授首先创新的，并研制出了新的针具，可使留针时间更长，而且不影响正常生活。操作时不需选择进针点，在病灶周围进针即可。浮针疗法是将针刺于皮下，浮于肌肉之上，故称为浮针疗法。

浮针疗法所使用的针具是相当于在较粗的针灸针上安装了一个软套管，安装软套管的目的是为了将针芯抽出后，把软套管较长时间地留在皮下而不会引起疼痛，但又能起到刺激治疗的作用（图 7－5）。

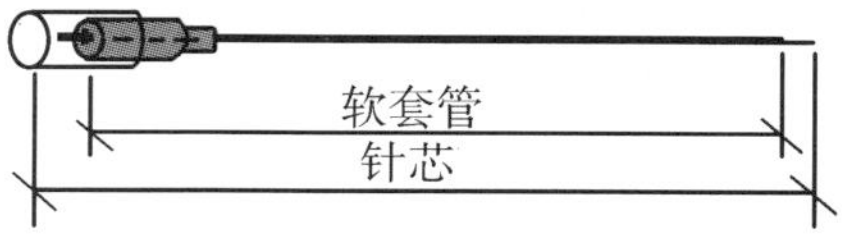

图 7－5　浮针

浮针疗法的主要特点是针不需刺入病灶，而是在病灶的周围进针，平刺入皮下组织，针尖朝向病灶，一般针尖距离痛点 2cm 左右。进针后以进针点为支点，使针在皮下做扇形运动，称为"扫散"运针。"扫散"运针完成后，留针一段时间，然后抽出针芯，保留软套管于皮下组织，用消毒纱布包扎后回家休息。一般保留 24 小时后拔出软套管，即完成了第一次治疗，第二次治疗根据复查结果而定。

7.2.3　腕踝针与浮针疗法的镇痛原理剖析

腕踝针和浮针疗法是两种从传统针刺疗法中演变出来的新疗法，二者最大的创新是在保证疗效的前提下减少了进针点数。其中，腕踝针疗法把中医一百多个穴位的进针点减少到只有 12 个，而且每次治疗时也只是使用其中几个，不一定全部使用。浮针疗法每次只使用 1 个进针点，而且改进了传统的针具和运针方法。

腕踝针疗法获取自由基的方法，是将针灸针刺入腕踝处的皮下组织内，不接电，不运针，只留针守候。根据经络实质可知，腕踝处的三阴三阳（经络）是自由基的通道，是捕获自由基的最佳针刺点。另外，由于电子（自由基）具有行走短路的特性，故自由基遵循六经皮部（6 个纵向区）的行走路线直接达到腕踝处的 6 个针刺点。

浮针疗法获取自由基的方法与腕踝针大致相同。但由于浮针进针点靠近病灶，不像在腕踝处获取自由基那样容易，因此，浮针在刺入皮下组织后，巧妙地采用了扇形“扫散”运针，将皮下组织中的生理盐水“扫散”出来，形成一个充满电解质溶液的扇形口袋，自由基可轻易地钻进这个扇形口袋，更容易被捕捉。

不管疼痛病灶是在内脏还是在体表的肌肉组织，腕踝针与浮针疗法都是将针灸针或浮针平刺于皮下组织来进行治疗。其中的奥妙之处是由于皮下组织本身就是自由基通道，经络将皮下组织与疼痛病灶联通在一起，二者变成零距离。也就是说，刺入皮下组织的针灸针或浮针，相当于把针延伸到了疼痛病灶（图 7－6）。

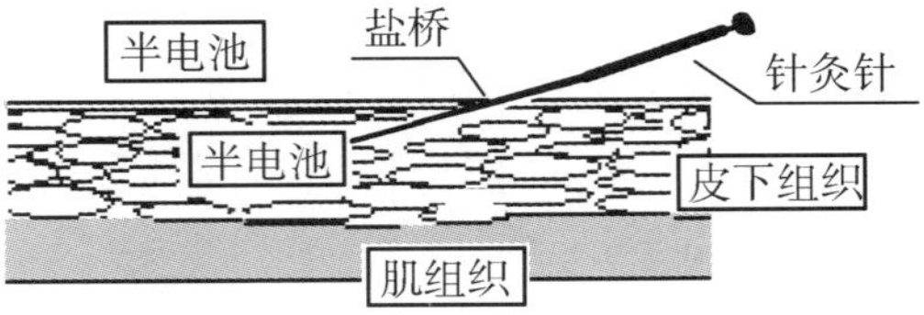

图 7－6　去自由基镇痛示意图

由图 7－6 可知，皮下组织可视为一个半电池，皮肤表面视为另一个半电池（皮肤表面也有水分子），皮肤上下的针体分别为两个电极，针孔周围间隙为盐桥，针体全长为外部电路，这样就构成了一个完整的氧化还原装置。通过氧化反应，皮肤表面的电子通过针体达到皮下组织，与自由基未配对的电子配对，进行了还原反应去自由基。或者自由基通过针孔间隙直接流到皮肤表面成为静电，使损伤组织中的自由基得到清除而镇痛。

另外，浮针疗法采用的是软套管留针，它与腕踝针疗法的留针大同小异，但浮针是利用软套管中或针孔周围缝隙中的体液（生理盐水）来做导体，将自由基直接转移至皮肤表面，与体表静电中和粒子争夺电子而去自由基镇痛。

7.3　密集型银质针加艾灸疗法

7.3.1　密集型银质针加艾灸疗法简介

密集型银质针加艾灸疗法（moxibustion with moxa cone）是宣蛰人主任医师在传统的“以痛为腧”针灸疗法的基础上发展起来的一种新疗法。后来有人将艾灸加温改用为电热加温，故更名为密集型银质针加温疗法，简称温针疗法。针刺与艾灸联用自古就有，宣蛰人主任医师的创新点主要在于运用密集型银质针刺入疼痛病灶及其周围。与传统针灸疗法相比，温针疗法扩大了热辐射的范围，更有利于对自由基的清除。其自制的银质针如图 7－7。

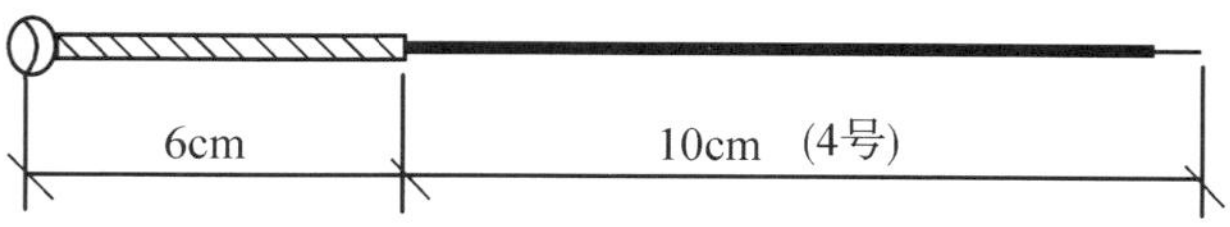

图 7－7　银质针示意图

为了保持针体有相当的柔软度，又有相当的坚韧度和光泽度，使之完全适用于深浅不同的各层软组织的针刺，银质针的针体是用 80% 的白银加 20% 红铜、锌、镍熔化的合金拉丝制成。针体直径为 1.1mm，银质针的总长度分为 1 号 24cm、2 号 21cm、3 号 18cm、4 号 16cm。

由于密集型银质针加艾灸疗法临床使用时要在银质针的针尾部施行艾球灸，操作起来不方便，也不安全，容易灼伤患者皮肤，且气味难闻，后来有人根据 DRZ－1 型电热针原理，将艾灸加温改进成了电热加温，这样临床使用起来既方便又安全。现在市面上已有了标准的温针仪产品出售。

7.3.2　密集型银质针加艾灸疗法的镇痛原理剖析

银是金属导体中导电性能最好的一种，但由于其价格较贵，故我国电力系统和家用电器常使用价格稍便宜的铜或铝来作为导体。用银质针替代针灸针，从导电性能上来说，最好不过，但由于价格较贵，一般不做成一次性用针。银质针不但导电性能好，而且导热性能也非常好，用其制成温针是最佳选择。

无论是艾灸加温还是电热加温，其目的是为了使针体周围产生热场，形成热辐射，使受热辐射的组织细胞膨胀，细胞间的缝隙扩大，有利于自由基通过。如果温针治疗采用密集型针刺，其热场将成倍扩大，大片的组织进入热辐射范围，保障了疼痛病灶中的自由基顺利到达针体，有利于自由基清除。

清除疼痛病灶中的自由基有两条途径，其中极大部分自由基通过刺入的银质针，构成一个原电池，与传统针刺疗法的原理一样，发生了氧化还原反应，将自由基转变为非自由基物质而镇痛。但也有小部分自由基可直接穿过热辐射扩大的细胞缝隙到达皮肤表面，故有利于组织损伤局部的自由基清除。

7.4　水针与神经阻滞疗法

7.4.1　水针疗法

水针起源于中医的“穴位注射”，“穴位注射”又来源于穴位的膏药敷贴。中医认为，穴位可扩展到“以痛为腧”，意思是说，术者在患者的体表按压，凡能使患者感到疼痛的点就是穴位，又称压痛点。针灸学认为，穴位的作用是反应疾病，接受治疗。故在压痛点注射某种药物用来治疗某种疾病的方法称为“穴位注射”治疗。水针疗法是以水（生理盐水）代替针刺激的一种无药镇痛治疗方法。治疗时，首先标记出注射点的位置，然后皮肤常规消毒，用5mL的注射器抽取1～5mL的生理盐水，选择适当的注射用针，经皮肤刺入直达损伤病灶，当患者感到酸、胀、麻、痛或出现触电样感觉立刻停止进针，视病灶的具体情况注入适当的水量。退针时，一边退针，一边注水，注水直至皮下组织。每次注射的水量可根据损伤组织的致密和疏松而定，以注射后不产生胀痛为准。对于急性疼痛病灶，一般不要注水，注水主要适用于慢性疼痛病灶。注射用针见图7－8。

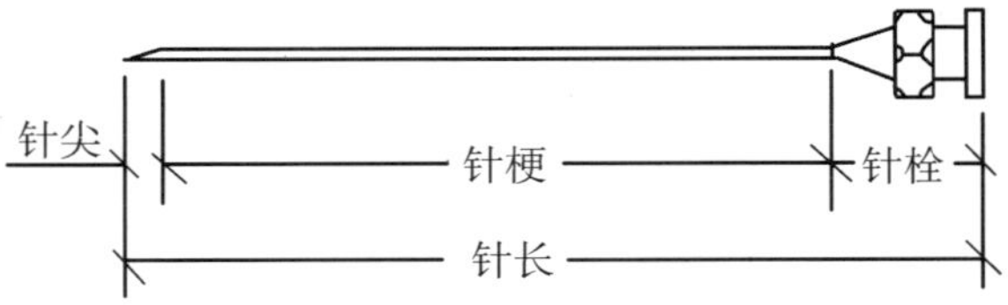

图7－8　注射用针

7.4.2　神经阻滞疗法

神经阻滞疗法是疼痛科医生最常用的一种治疗方法，几十年的临床实践证明该疗法确有较好的疗效，对某些疼痛性疾病甚至有针到病除的效果。1936年美国纽约大学麻醉学教授Rovenstuin首先创建了独立的疼痛门诊（pain clinic），并首先以神经阻滞疗法作为主要治疗手段，对各种疼痛性疾病进行治疗，收到了较好的效果。我国新版的高等医学院校教科书将pain clinic译为疼痛诊疗，所以现在许多医院所设置的治疗疼痛性疾病的科室称为疼痛（诊疗）科。从此世界各地的医学院校就出现了疼痛医学专业。

神经阻滞疗法是采用注射药物，作用于神经节、根、丛、干和末梢的周围，使其传导功能被暂时或永久阻断，从而达到消除疼痛的目的。神经阻滞疗法的操作方法与水针镇痛治疗基本相同，同样要标记好进针点，皮肤常规消毒，选择好适当的注射针和适当的药物、药量，经皮肤刺入到达神经周围。与水针操作的不同之处是在进针点的选择上，水针的进针点主要是选择在损伤病灶或其他穴位上，而神经阻滞疗法的进针点则选择在神经节、根、丛、干的易穿刺点上。若损伤发生在神经末梢周围，神经阻滞点一般直接选择在损伤组织或靠近损伤组织并且易于刺到的神经干上，见图7－9。

神经阻滞根据所使用的药物性质不同，可分为可逆性与不可逆性（破坏性或损毁性）两种：可逆性神经阻滞是以局麻药（如浓度为0.5%～1%的利多卡因）为主，或联合使用其他对神经无损害作用的药物（如维生素B_{12}），其阻滞作用

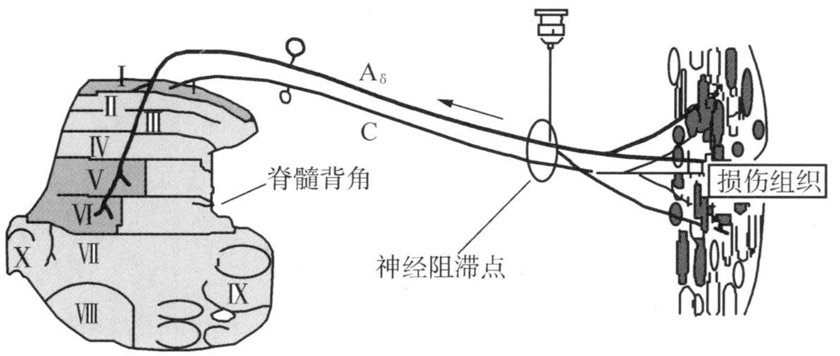

图 7－9　脊神经阻滞示意图

在短时间内可消失的方法；不可逆性神经阻滞是通过将破坏神经组织的药物（如无水乙醇）注射在神经鞘膜内或周围，使神经产生脱髓鞘化，破坏神经纤维的传导功能，来收到长期镇痛的效果。由于此方法对神经有毁损作用，故除了能产生镇痛效果外，同时还会带来许多并发症，如运动功能障碍、感觉异常以及某些生理功能障碍，且此法涉及伦理道德等问题，故应慎重从事。除非患者在采用其他止痛方法无效之后方可考虑此疗法。现在此法多以射频毁损代之，临床很少使用。

7.4.3　水针疗法与神经阻滞疗法的镇痛原理剖析

水针疗法的镇痛机制有两种：一是水针疗法在刺入、注水的过程中就像毫针疗法一样，其注水所用的金属针与损伤组织局部构成了一个原电池，发生了氧化还原反应去自由基而镇痛；二是注水后生理盐水形成了一条自由基通道，损伤组织内部的自由基沿这条通道排出皮肤外侧，在皮肤外表与静电粒子进行电子转移，去自由基而镇痛（图 7－10）。

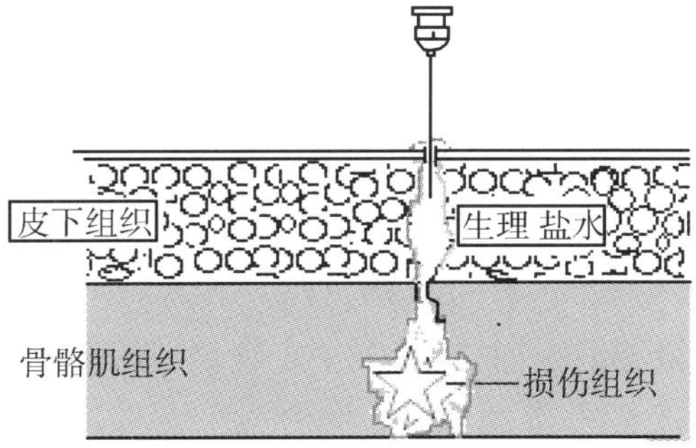

图 7－10　注射去自由基原理图

神经阻滞疗法的镇痛机制有三种：第一种和水针疗法一样，在刺入、注药的过程中，注药所用的金属针与损伤组织局部构成了一个原电池，发生了氧化还原反应去自由基而镇痛；第二种是注药后药水形成了一条通道，损伤组织内部的自由基沿这条通道经针孔排出皮肤外侧，在皮肤外进行还原反应或成为静电；第三种是将药物（主要是局麻药物）注射在神经节、根、丛、干或神经末梢周围，使其传导功能被暂时或永久地阻断，切断疼痛的恶性循环，并使被阻滞的神经所支配区域或病灶局部的血管、肌肉痉挛得以缓解，改善病灶血供而镇痛。三种机制并存，才能完全解释清楚神经阻滞疗法的镇痛机制。

除上述机制外，水针疗法与神经阻滞疗法还有一个共同的特殊功能：二者通过注入的生理盐水和药物的液体张力，能解除慢性疼痛病灶中的粘连，甚至可以起到手术都无法完成的剥离作用。

7.5 电针疗法与经皮电刺激

7.5.1 电针疗法与经皮电刺激简介

电针疗法与经皮电刺激是利用电针仪输出脉冲电流，通过毫针或经皮电刺激，作用于人体经络穴位治疗疾病的一种方法。其中电针仪疗法的脉冲电流是经毫针流入人体，而经皮电刺激的脉冲电流是经皮肤电极进入人体，无需用针刺入。两者流经人体的脉冲电流路径虽然不同，但其作用机制完全一样，都是发射电磁波产生干扰和生物效应。

17 世纪中国针灸疗法传到欧洲。可能是由于针刺入穴位时必须捻针刺激的缘故，1810 年，法国医生白利渥慈（Couis Berlioz）就提出在针上加电来刺激的想法。1915 年，戴维斯（Davis）应用电针术治疗坐骨神经痛，并在布里斯托（Bristol）内外科杂志上发表论文。1921 年，戈尔登（Goulden EA）医生用电针治疗神经炎等获得成功，并在英国医学杂志上发表论文。这是最早的传统针灸疗法与现代电学结合的前身。

随后电针技术传入我国，1934 年，就有人试制了“电针装置”，用脉冲电治疗疾病。之后，唐世丞等撰写的《电针学之研究》应是我国电针疗法的开篇之作。1958 年，陕西省学者朱龙玉的《中国电针学》系统地阐述了电针的原理、方法和临床治疗，使电针疗法得到了肯定和推广。我国最早的电针仪器是直流电针仪，由于在临床应用上存在许多问题，很快就被淘汰了。20 世纪 50 年代的电针仪基本上有两种，一种是蜂鸣式即感应式电针仪，另一种是交流式电针仪。到了 20 世纪 60 年代，我国出现了半导体电针仪，如 G6805 型电针仪。这种仪器的脉冲装置采用自激振荡器，可调范围广，抗干扰性能好，至今还在使用。之后，韩济生院士研制的韩氏多功能电治疗仪，采用集成电路，能产生多种电脉冲，具有多种穴位刺激功能，其中包括经皮电刺激。

20 世纪 70 年代，随着电针仪的发展，衍生出穴位电极治疗仪（经皮电刺激）。这类仪器的主要特点是用电极代替毫针在体表刺激穴位，如日本推出的“SSP”疗法和欧美流行的“EAV”疗法，又称福尔电针疗法，以及我国针灸医生推出的中草药穴位离子透入治疗法。

7.5.2　电针仪与经皮电刺激的镇痛原理剖析

在针上加电的初衷是想利用电刺激来代替传统针刺时用手捻针等运针操作，以减少术者的劳动强度和治疗时间，后来则发展成为一种专门的电刺激疗法。最早的电刺激是手捻针一次，输出脉冲直流电刺激一次（图 7－11a）。但在使用过程中发现所采用的脉冲直流电对毫针产生电解，使毫针容易折断。后来改用手捻针左右旋转一次，使脉冲电正负交变一次，并把手捻针旋转角度的时间当作交变电流冲动的时间，这样就形成了电针仪最基本的波形（图 7－11b）。这种波形既保障了针灸针不被电解，而且患者也不会感到像直流电那样刺痛。目前脉冲电针仪使用较多的波形组有连续波、疏密波、断续波、锯齿波等数种，并且多数采用调制波。

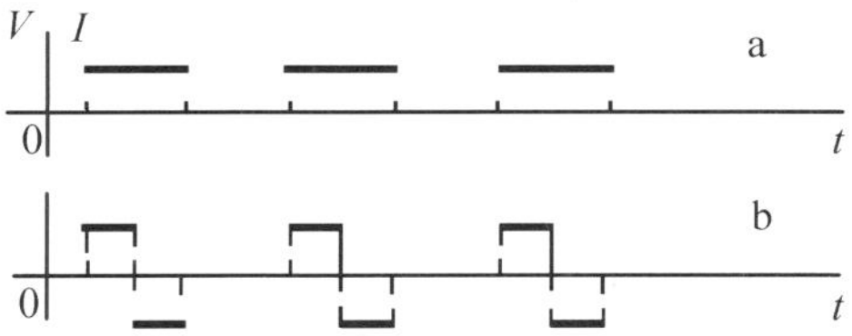

图 7－11　脉冲电针仪波形的演变

用两根针灸针分别刺入两个穴位，将电针仪的两个鳄鱼夹分别与两根针灸针连接。这时两根针灸针相当于两个发射极，分别向两个穴位发射电磁波，电针仪相当于脉冲源，损伤局部相当于原电池（图 7－12）。

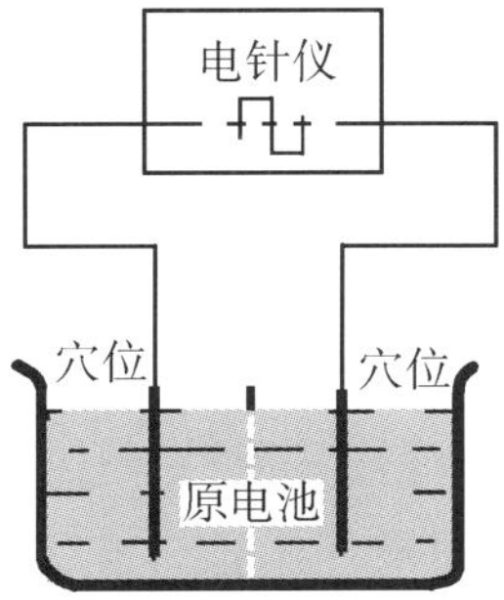

图 7－12　电针仪镇痛原理图

将组织损伤局部构建成原电池，原电池内有自由基堆集和负电位存在，不停地对外发射电磁波。电针仪是一个脉冲源，利用振荡器产生不同的波形，通过两根针灸针向两个穴位发射。两种电磁波形相遇后相互干扰，干扰的结果是两种不同的波形调制叠加，如果叠加后波形幅度下降，则原电池内的自由基就会一次一次减少，转变为非自由基物质。当原电池内的自由基全部转化为非自由基物质时，疼痛就自然消失。另外有实验表明，不同波形可产生不同的生物效应，对损伤局部有修复治疗作用。

经皮电刺激的优点是患者不需要经受针刺痛苦，两个电极放置在体表的穴位上，向原电池发射电磁波，其去自由基镇痛原理与电针仪相同，只是电极的安放位置不同。

7.6 小 结

气的实质是电子，电子具有波粒二象性，故本章所剖析的任何一种针刺方法都具有波粒二象性。但为了使问题简单化，剖析时突出了其中一种特性，忽略了另一种特性，这一点必须引起注意。如传统针刺疗法剖析时忽略了波动特性，电针疗法剖析时忽略了粒子性。

1. 根据电化学反应机制可知，无论是针刺疗法，还是神经阻滞疗法，它们都有一个共同的特点：在疼痛治疗过程中都发生了氧化还原反应。其中毫针与小针刀疗法、腕踝针与浮针疗法、密集型银质针加艾灸疗法都是以针作为原电池的正负电极，构成了隐蔽的氧化还原反应装置。而水针与神经阻滞疗法虽然只是以注水或注药来进行治疗，但在用针刺入、注水或药的过程中已经发生了氧化还原反应，且注水或注药还有解除粘连的作用。

2. 针刺疗法的主要缺点是氧化还原反应极容易饱和。这是因为原电池的电极反应条件要求在接近双电层平衡状态下工作，也就是说，电极输出与输入的电流不能超过双电层最佳值，否则，原电池的反应速率极低。

3. 传统针刺治疗是最成熟的一种疗法，为了防止上述缺点，该疗法采用了提插、捻转以及循、弹、刮、摇、飞和震颤等运针操作，使针体周围的双电层重新排列，流经针体的电流不被阻挡，达到了持续反应的效果。尽管这样，清除自由基的效率仍然很低。

4. 根据“自由基堆集致痛”可知，留针操作是为了将自由基直接引诱到体表，以便清除损伤组织内的自由基。虽然原电池停止了反应，针体中没有电子移动，但自由基可以通过针体与皮肤之间缝隙，直接转移到皮肤外侧，同样可达到清除自由基而镇痛的目的。

5. 针刺疗法另一大缺点是用一根针作为两个半电池的电极，并且两个半电池离得太近，无法达到最佳的反应速率。故原电池在设计上存在严重缺陷。

6. 电针仪疗法与经皮电刺激的最大缺点是无法确定病灶中发出的电磁波参数，仪器无法发射正确的波形来进行干扰，使自由基快速清除。同时，也无法知道病灶中当时自由基的数量，无法确定什么时候停止治疗，整个治疗过程带有盲目性。如果设计一台仪器能测量出当时病灶中自由基的数量，其治疗效果就完全不同了。

■参考文献

[1] 奚永江．针法灸法学［M］．上海：上海科学技术出版社，1995.

[2] 温木生．电针疗法治百病［M］．北京：人民军医出版社，2005：3－4.

[3] 朱汉章．小针刀疗法［M］．北京：中国中医药出版社，1996.

[4] 沈雪勇．经络腧穴学［M］．北京：中国中医药出版社，2003：18－19.

[5] 魏祖期．基础化学［M］．北京：人民卫生出版社，2006：145－147.

[6] 张心曙，凌昌全，周庆辉．实用腕踝针疗法［M］．北京：人民卫生出版社，2003.

[7] 张亚平．浮针疗法［M］．北京：人民卫生出版社，2003.

[8] 孙广仁．中医基础理论［M］．北京：中国中医药出版社，2002：156－184.

[9] 赵凯华，陈熙谋．电磁学［M］．北京：高等教育出版社，2005：260－310.

[10] 石学敏．针灸学［M］．北京：中国中医药出版社，2002：13－15.

[11] 宣蛰人．宣蛰人软组织外科学［M］．上海：文匯出版社，2002：419－450.

[12] 吴强．光学［M］．北京：科学出版社，2006：230－238.

[13] 李仲廉，郑宝森，王子千．神经阻滞学［M］．郑州：郑州大学出版社，2001.

[14] 胡纪湘．医用物理学［M］．北京：人民卫生出版社，2000：160－166.

[15] 韩济生．针刺疗法的基本原理［M］．中国生理学会第23届全国会员代表大会暨生理学学术大会论文摘要文集．2010：33.

[16] 韩济生．针刺镇痛：共识与质疑［J］．中国疼痛医学杂志，2011（01）：9－14.

[17] 韩济生．为什么针刺止痛的效果因人而异——从神经系统抗衡力量的消长中破译其机密［J］．中国基础科学，2000（05）：29－31.

[18] YUMIN WANG. Comparison of the effects of carbamyl－β－methylcholine chloride ad ministered by intravenous，intramuscular and intra－acupuncture point injections［J］. Journal of Traditional Chinese Medicine，2012（01）.

第 8 章　田氏测痛治疗仪的研制

田氏测痛治疗仪是一台既能量化疼痛，又能快速消除疼痛的电子医疗设备，它是作者根据 2004 年提出的“自由基堆集致痛”新观点发明的（发明专利号 200510035097.0），当时发表在中国临床康复杂志上的相关文章题为《氧自由基致痛机制》。该仪器的疼痛治疗原理是通过生物电化学反应，去除自由基来消除疼痛，简称去自由基镇痛（remove - free radicals analgesia）。其疼痛测量原理是利用疼痛测量模型，检测出自由基转换的总电能，并以阈值的耗能作为计量单位，对其进行计量来量化疼痛，简称阈值计量测痛（threshold value measuring pain）。将疼痛测量与治疗进行组合设计，研制出一台医疗设备，用疼痛测量来指导临床治疗是疼痛治疗史上一项新的创造，也是田氏测痛治疗仪能快速、有效、彻底消除疼痛的主要原因。该产品已经过广东省质量监督医疗器械检验站检测为合格产品，经广州医学院第二附属医院和广州市红十字会医院伦理委员会批准进行了临床试验，总有效率分别为 85.29% 和 87.7%。仪器的各种性能指标稳定，未发生任何不良事件，符合预期要求。经广东省人民医院疼痛科、广州市红十字会医院疼痛科、澳门境湖医院疼痛科、广州医学院第二附属医院疼痛科临床使用，评价甚好，对多种疼痛疾病都有较好的疗效。如三叉神经痛、带状疱疹后痛、腰椎间盘突出症、膝关节骨关节痛、强直性脊柱炎等。

本章通过对田氏测痛治疗仪的研制背景、设计要求、理论依据、总体设计、附件设计等进行讨论，来介绍田氏测痛治疗仪的研制过程。

8.1　研制背景

8.1.1　现行疼痛评估与快速镇痛

对疼痛进行量化和快速消除疼痛是疼痛领域中的两大难题，至今尚未突破。2000 年国际疼痛学会（IASP）曾经有过一种设想，利用疼痛过程中的“脑成像”变化来评估疼痛程度，但由于问题复杂，变数太多，至今仍处于探讨之中。

目前，除田氏测痛治疗仪外，国内外尚未有既能客观量化疼痛又能快速消除疼痛的仪器和设备。现行的临床疼痛评估方法有：① 疼痛自我评估法：口头描述评分（VRS）、视觉模拟评分（VAS）、数字评分量表（NRS）等；②疼痛问卷评估法：McGill 疼痛调查问卷（MPQ）、简明疼痛问卷（BPI）、多维疼痛问卷（MPI）等。现行的快速镇痛仪器和方法有：①快速镇痛方法：阿片类药物镇痛、神经阻滞镇痛等；②镇痛仪器：射频治疗仪、三氧治疗仪等。

8.1.2　传统针刺镇痛疗法

传统针刺镇痛疗法一般是指毫针镇痛疗法。所谓传统，是指其方法流传已久，没有什么变革，仍是按照古人的传教方法，以针刺经穴，通过不同的手法，使之得气，得气后，要注意守气，直到出针完毕。传统针刺镇痛疗法经过几千年的临床实践和传承，至今仍在临床上使用，说明确有一定的镇痛效果，这不得不佩服古人创造了一个奇迹。

传统针刺疗法的镇痛原理是阴电和阳电（正电和负电）平衡，简称阴阳平衡。若阴阳不平衡，就会产生疼痛。如损伤局部有自由基堆集和负电位存在，说明阴阳两电不平衡，则疼痛发生。通过针刺治疗，使损伤局部的自由基发生还原反应而得到电子，将自由基转化为非自由基物质，达到了阴阳两电平衡而镇痛。

8.2　设计要求

8.2.1　产品的主要创新点

1. 要求设计出一台既能量化疼痛，又能快速消除疼痛的电子医疗设备。

2. 要求疼痛测量可以作为某些事件的辅助鉴别依据。如交通事故、医疗事故、人事纠纷等所造成的后遗疼痛的鉴别；可作为疼痛给药、治疗方案调整的依据。

3. 要求疼痛测量直接指导临床治疗。如鉴别治疗部位是否有疼痛存在，穿刺点或穴位是否选择合理；监测本次治疗是否结束或继续，鉴定本次治疗的效果，确定下次的治疗时间和疗程；了解本次治疗前患者的疼痛程度。

4. 在不吃药、不注药的前提下，利用疼痛测量指导的针刺治疗，应具有当场见效的快速镇痛效果，并且要求有较好的远期疗效。

5. 要求本产品对身体没有任何副作用和后遗症。

8.2.2　产品的主要功能

1. 要求本产品具有极快的消炎、止痛、解除组织粘连和肌肉痉挛的作用。

2. 主要预期适应证：用于三叉神经痛、带状疱疹后疼痛、术后神经痛、强直性脊柱炎、膝关节骨关节炎、颈椎病、肩周炎、腰椎间盘突出症、肌筋膜炎、跟骨痛、运动损伤、陈旧性伤痛等，各种急性或慢性疼痛疾病，以及对经络穴位反应较强烈的内脏痛的测量与治疗。

8.2.3 人身安全与环境保护

1. 要求不向人体内输入任何电流，确保人身绝对安全。

2. 产品的安全性能全面贯彻 GB9706.1－2007《医用电气设备第 1 部分：安全通用要求》的内容。按防电击类型分类：Ⅱ类、内部电源类；按防电击程度分类：BF 型应用部分；按运行模式分类：连续运行。

3. 产品的设计、材料选择和工艺要求必须符合人身安全、环境保护和伦理道德等有关的要求，应符合医疗器械产品的法律、法规。

8.2.4 其他

1. 要求产品的各种设计参数都能使电化学反应的速率最高。

2. 要求产品既能手动操作又能自动操作，屏幕上有各种功能界面、对话框、信息栏和操作按钮，并有疼痛图像显示和疼痛强度的数据显示。

8.3 理论依据

8.3.1 自由基堆集致痛

实验表明，损伤组织内部有自由基堆集和负电位存在。这种有自由基堆集和负电位存在的地方，实质上就是氧化还原反应装置中的负极半电池。而这种负极半电池的特点是接受电子，产生负电流，刺激分布在周围的伤害性感受器。当负电流刺激的强度达到阈值或阈值以上时，电压门控离子通道中的 S4 螺旋在负电电场的作用下发生旋转和位移，使离子通道开放，膜电位反转，产生动作电位。动作电位随着阈值、潜伏期和不应期的共同作用，对刺激强度进行频率编码，并通过传递痛觉的 A_{δ} 纤维和 C 纤维将伤害性信息向中枢传递，在中枢一系列的调控下，产生不愉快的主观感觉和情感体验——疼痛。上述致痛的观点称为自由基堆集致痛。

8.3.2 去自由基镇痛原理

根据致痛理论提示，过多的自由基存在可导致疼痛的发生，清除自由基就可消除疼痛，修复受损的组织。已知损伤组织内部有自由基堆集和负电位存在，可将其设计为一个半电池负极，健康的皮下组织内部有大量的生理盐水存在，可设计为另一个半电池正极。如果再设计出一个合适的外部电路与其连接，就构成了一个完整的氧化还原装置。

损伤组织设计成为一个半电池负极，池内的自由基为电子受体，健康的皮下组织设计成为另一个半电池正极，池内的水分子成为电子供体。负电流从损伤组织流向皮下组织氧化水分子释放电子，电子从皮下组织流入损伤组织，组织损伤内部的自由基得到了电子而转化成为非自由基物质。

在健康的皮下组织中水分子发生了氧化反应：

正极反应：

$$H_2O + e^- \longrightarrow H + OH^-$$

H_2O 成为电子供体，释放出一个电子来清除自由基。

在损伤组织内部的自由基发生了还原反应：

负极反应：

$$H + HO^{\cdot} + e^- \longrightarrow H_2O$$

$HO^{\cdot}$（羟自由基）成为受体，接受一个电子还原成水，转化成为非自由基物质。

在损伤组织内部和健康的皮下组织发生的总反应：

原电池反应：

$$H + HO^{\cdot} + H_2O \longrightarrow OH^- + H_2O + H$$

此反应一直进行，直到损伤局部的自由基不成对的电子释放尽，全部转化成为非自由基物质为止。损伤局部堆集致痛的自由基被清除，疼痛因此而自然消失。

8.3.3　疼痛测量原理

根据能量守恒定律可知，能量不可能无缘无故产生，也不会无缘无故消失，只能从一个物体转移到另一个物体，或者说从一个环节转移到另一个环节。伤害性刺激所产生的能量通过自由基转换为电能，并转移到疼痛发生的各个环节。运用疼痛测量模型，自由基所转换的总电能可根据下式求得：

$$W = \int_0^x (1/RU^2)\ \mathrm{d}t$$

转移到痛阈与耐痛阈的耗能可以当场测得：

$$W_1 + W_2$$

根据疼痛定义可知，疼痛由主观感觉和情感体验两部分组成，而痛阈和耐痛阈是区分主观感觉和情感体验的指标，故以痛阈与耐痛阈的耗能为计量单位就可得疼痛强度 T：

$$T = W/(W_1 + W_2) \quad (\mathrm{TS})$$

式中

W——伤害刺激总能

W_1——痛阈耗能

W_2——耐痛阈耗能

TS——疼痛强度的单位（田氏）

运用上述疼痛测量模型来量化疼痛的方法称为田氏测痛法。量化疼痛是一个世界性难题，也是临床医学领域迫切需要解决的问题，只有用客观量化的疼痛信息去指导临床治疗，才能使疼痛得以快速、有效、彻底地治疗。虽然疼痛测量的方法至今还只有 TS 测痛法，但相信今后一定会有更多更好的方法出现。

8.3.4 原电池设计原理

从理论上讲，任何氧化还原反应都可以设计成为原电池。但是，把疼痛病灶设计成为原电池负极，把健康的皮下组织设计成为原电池正极，使它们构成一个完整的氧化还原装置，进行去自由基镇痛，这还是第一次，并通过临床实践证明是行之有效的。故把这种方法称为原电池针刺设计法。这种原电池针刺设计方法对于体表的疼痛病灶来说，是相对容易的：用一根金属针刺入损伤病灶，当作原电池的负极，用另一根金属针刺入健康的皮下组织，当作还原池的正极，就完成了原电池的初步设计。但对于远离体表的内脏有损伤病灶时，如何在体表进行原电池设计，这是一个难题，则必须依赖于经络的实质理论。

研究表明，经络是运行带电粒子的通道，通过这条通道可将距离穴位（疼痛反应点）较远的疼痛病灶变成零距离。当用针刺入穴位进行治疗时，就相当于将针直接刺在疼痛病灶上。如内脏病变时，只要将针刺入与其相关的穴位即可，无需将针直接刺入内脏病灶。经络的奥妙就在于把无法用针刺到的病灶治疗，变得简单容易。只要记住病灶的所属穴位，在穴位上针刺来替代病灶针刺，经临床实践验证，能达到在病灶上直接针刺的效果。

8.4 总体设计

田氏测痛治疗仪的总体设计主要包括原电池设计和测量与治疗组合设计。其中原电池设计的优劣可直接影响疼痛治疗的效果，并且原电池设计是由医生负责在现场进行的，不同病例或同一病例的不同部位其原电池设计有所不同，故要求设计者务必认真负责。而测量与治疗组合设计，就是将疼痛测量与疼痛治疗巧妙地结合在一起，边测量，边指导临床治疗。至今临床上还没有一种仪器和方法能够量化疼痛，指导临床治疗。所以导致当前的疼痛治疗多数处于盲目状态，无法做到精确、有效地进行治疗。本设计将测量与治疗组合在一起，运用阈值计量测痛原理和去自由基镇痛原理成功地完成了组合设计。

8.4.1　原电池临床设计

从电化学基础可知，构成原电池的必备条件为：要有两个半电池、正负两极和盐桥，若要使其发生反应还要有与其相匹配的外部电路。从必备条件来看，在第 7 章中所讨论的针刺疗法、小针刀疗法、水针疗法和神经阻滞疗法等都构成了原电池，并发生了氧化还原反应。但它们的氧化还原效率太低，所以镇痛效果不理想（排除用药物镇痛）。

从结构上来分析，上述这些疗法所构成的原电池有一个共同的缺点，那就是两个电极间的距离相隔太近，实为零距离。外部电路的路径又太短，仅一层膜距离。更加致命的是电子的释放速度太快，导致电极电位瞬间猛升，阻挡了电子继续释放，使得原电池在反应刚开始就处于了饱和状态，氧化还原反应的效率极低。

设计原电池的关键是寻找损伤病灶，因为在损伤病灶内部有自由基堆集和负电位存在，这便构成了一个天然的半电池。只要找到了损伤病灶，克服了上述缺点，便可轻松地完成原电池设计（图 8－1）。

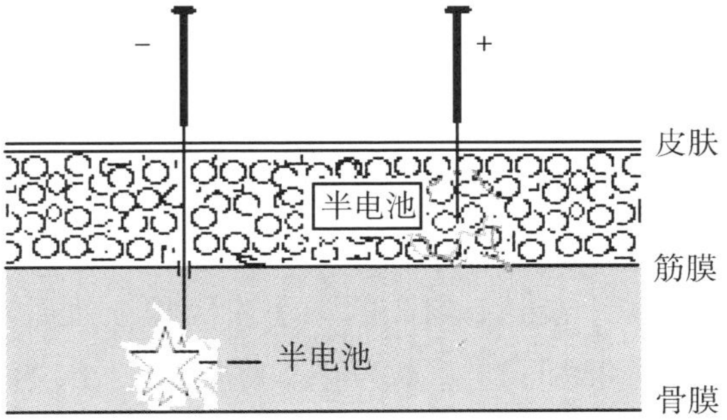

图 8－1　原电池设计示意图

以骨骼肌损伤为例，在组织损伤处刺入一根金属针作为半电池的负极，在远离损伤组织的健康皮下组织（皮下有较多的 NaCl 强电解质），刺入另一根金属针作为半电池的正极，在正负电极之间连接一台能调控电子释放，使原电池接近于“双电层”平衡状态下工作的仪器。这样就构成了一个反应速率较高的原电池。

8.4.2　测量与治疗组合设计

为了使被检测到的疼痛信息能指导临床治疗，本设计采用测量与治疗相互耦合，即测量与治疗的工作程序交替进行。当仪器的首次测量工作完毕后，紧接着进行治疗，待治疗工作完毕，再进行测量，中间不间断，如此反复交替进行，直至检测到的疼痛数据为零。这种组合设计的优点有三个：第一是可以根据被检测到的疼痛数据来指导临床治疗，使治疗具有针对性，不会盲目进行；第二是可调控从正极半电池流向负极半电池的电子数量，不会因电极电位猛然升高而停止反应；第三是便于将每次所检测到的疼痛数据进行微积分计算，可及时了解患者在治疗过程中的疼痛状态。

方案的具体实施是采用自动检测调控系统，定时（时间可控）对正极半电池和负极半电池内的电子进行检测和调控。基本调控过程是当检测结束时，电子释放开始，当电子停止释放时，检测开始。如此周而复始，直至原电池的反应结束（图 8－2）。

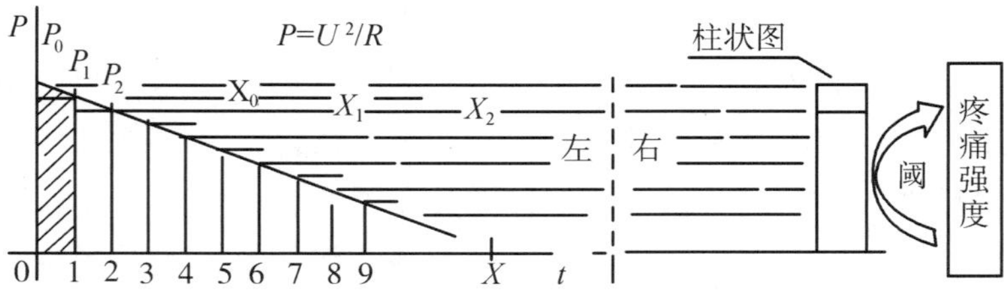

图 8－2　测量与治疗组合工作原理

图 8－2 中的 P 为功率轴，t 为时间轴。自动调控系统首先测量出 P_0 的值后，释放电子，负极半电池得到电子后进行还原反应（参考图 8－1）。当时间从 0 达到 1 时开始测量 P_1 的值，并计算出 0 至 1 的面积（微分）。接下来自动调控系统又开始释放电子，负极半电池再进行还原反应，等待时间从 1 到达 2 时电子释放停止，开始测量出 P_2 的值，同样计算出 1 到 2 的一小块面积，然后自动调控系统又开始释放电子。以此类推，直到时间到达 X 为止。将所有的小块面积进行积分，就可得到伤害刺激所产生的总能量。与此同时，负极半电池内的自由基全部转化为非自基物质，负电位也趋向于零，疼痛因此而消失。

图 8－2 中有一个柱状图，它与左侧的测量和治疗同步。柱状图的高低表示三种含意：一是表示伤害刺激转换成电能的当前剩余量；二是表示当前损伤组织内部自由基的剩余量；三是表示当前患者的疼痛程度。医生根据柱状图的变化可及时对治疗做出相应的调整，使治疗达到最佳效果。

图 8－2 中有疼痛强度显示，同样，疼痛强度显示与左侧的测量和治疗同步。首先将所测得阈值输入对话框，然后按照上述进行操作，在屏幕的右上角就会自动显示疼痛强度的当前数据。如果未测量阈值，可预先任意设置一个阈值，待测后再输入，仪器具有自动修改功能。如果要知道患者当时的疼痛强度，待治疗结束后，只要将阈值输入对话框，点击确认按钮，屏幕上就会显示当前的疼痛强度数据。这

里所说的阈值，就是指痛阈和耐痛阈的耗能，它可通过仪器匹配的阈值耗能检测装置获得。

8.5 附件设计

8.5.1 专用针具设计

根据临床验证，针灸针的优点是针体小，穿刺时对患者的痛感也小，缺点是刺入病灶一定要准，否则针刺治疗将以失败告终。对慢性疼痛合并粘连者，因针灸针没有解除粘连的功能，则无能为力。注射针的优点是能注入生理盐水和药液，其中生理盐水是强电解质，借用水的扩散作用，可视为延长了针体的长度和刺入的广度，没有刺正病灶时也能有较好的治疗效果，用于神经穿刺时更为安全。另外，注射液体至病灶时，通过液体自身的张力，能解除损伤局部的粘连。也可同时与神经阻滞疗法联合进行治疗，也许有时可出现双重治疗效果。但是，注射针有一个致命缺点：与仪器连接时容易产生污染，同时也不方便连接。为了克服上述注射针的缺点，可以设计仪器专用的针具（图8－3）。

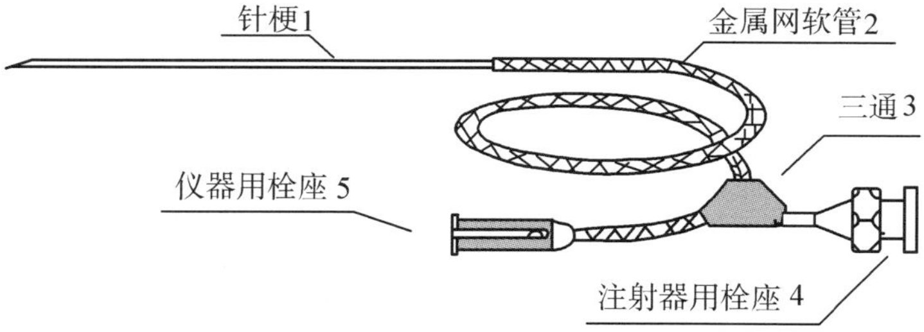

图8－3 专用针具设计

专用针由针梗1、金属网软管2、三通3、注射器用栓座4、仪器用栓座5组成，其中金属网软管的外侧有一层导电极好的金属网。将针梗、金属网和仪器栓座制作成为具有导电功能的一条电路，测量与治疗时使用仪器用栓座。将针管、胶管和注射器用栓座制作成为具有注射功能的另外一条水路。注水时使用注射器用栓座。这样设计出来的仪器专用针具，它除了具有注射针的所有优点外，最重要的是避免了注射针与仪器连接时容易产生污染的缺点，同时还减轻了针体与仪器连接和注水时对穿刺点所产生的振动刺激。上述专用针具已申请了发明专利。

8.5.2 阈值耗能检测装置设计

痛阈与耐痛阈耗能检测装置是与田氏测痛治疗仪相匹配的检测装置。当伤害性刺激所造成组织损伤的能量被检测出来后，要想知道此时此刻患者的疼痛程度，就必须测量出此时此刻痛阈与耐痛阈的耗能，以痛阈和耐痛阈耗能为计量单位，对组织损伤产生的总能量进行计量，其所得结果，即为患者此时此刻的疼痛强度。其检测装置见图 8－4。

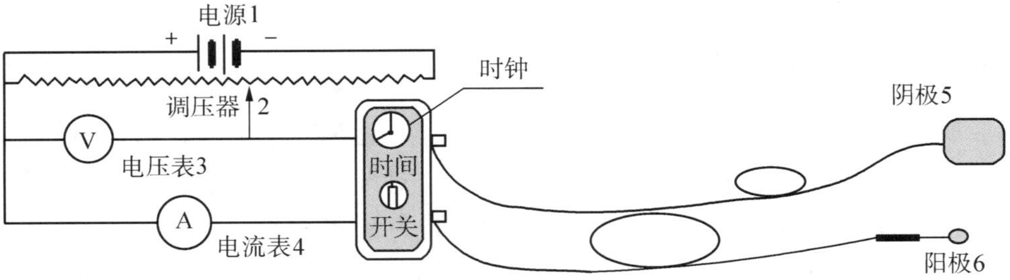

图 8－4　痛阈与耐痛阈测量装置

直流稳压电源 1 通过调压器 2 使电压表 3 得到 12V 以下的安全电压，构通回路后，电流表 4 将显示出相应的安全电流。阳极 6 是笔式电极，尖端安装有直径约 5mm 的棉球，并用 NaCl 溶液浸湿而方便导电，阴极 5 为一块导电粘片。

测量时，将阳极 6 放置在指定的健康组织皮肤上，并要求受试者用自己的手掌握该电极，方便受试者逃避。阴极 5 放在离阳极 6 较近的指定位置上。合上开关，通电时间为 0.8s，然后停电 1.2s，如此反复进行刺激。下一刺激较前一刺激增加 0.1～0.3mA，直到受试者感受到有痛觉为止，此电流即为痛阈电流。从痛阈开始继续增加电流，直到受试者不能再忍受急欲逃避为止，此逃避电流为耐痛阈电流。分别读取痛阈和耐痛阈的试验数据，如电压 U、电流 I 和时间 t，就可得到痛阈和耐痛阈的能耗。上述痛阈与耐痛阈测量装置已申请了专利。

8.6　仪器的基本资料

8.6.1　仪器简介

Ⅰ. 产品特点

田氏测痛治疗仪是根据“自由基堆集致痛”理论发明的（图 8－5），是世界上第一台既能量化疼痛程度，又能快速消除疼痛的电子医疗设备。该仪器采用的是一种纯自然的微创物理疗法，通过机体自身的生物电化学反应，对损伤区域堆集的自由基进行清除来消除疼痛。治疗时，除了有针刺的感觉外，没有任何副作用和后遗症。治疗时间短，一般能在几十分钟内消除疼痛，且远期疗效好。该仪器还能提供疼痛强度数据，指导临床治疗。

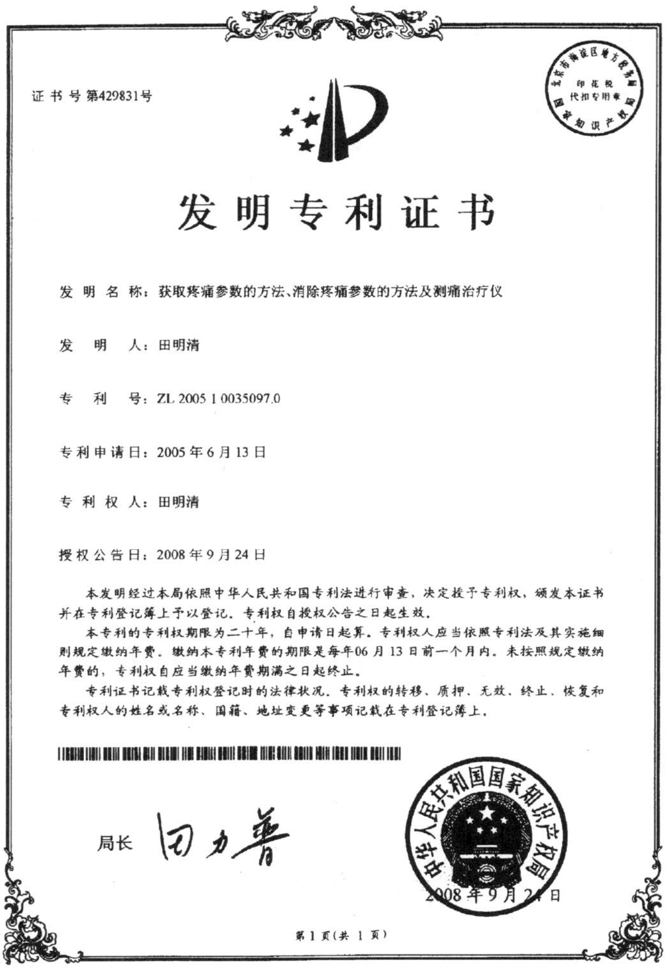
证书号第429831号

发明专利证书

发明名称：获取疼痛参数的方法、消除疼痛参数的方法及测痛治疗仪

发明人：田明清

专利号：ZL 2005 1 0035097.0

专利申请日：2005 年 6 月 13 日

专利权人：田明清

授权公告日：2008 年 9 月 24 日

本发明经过本局依照中华人民共和国专利法进行审查，决定授予专利权，颁发本证书并在专利登记簿上予以登记。专利权自授权公告之日起生效。

本专利的专利权期限为二十年，自申请日起算。专利权人应当依照专利法及其实施细则规定缴纳年费。缴纳本专利年费的期限是每年06月13日前一个月内。未按照规定缴纳年费的，专利权自应当缴纳年费期满之日起终止。

专利证书记载专利权登记时的法律状况。专利权的转移、质押、无效、终止、恢复和专利权人的姓名或名称、国籍、地址变更等事项记载在专利登记簿上。

局长 田力普

中华人民共和国国家知识产权局

2008 年 9 月 24 日

第 1 页(共 1 页)

图 8－5　发明专利证书

Ⅱ. 主要作用

1. 仪器具有快速消炎、止痛、解痉、解粘和清除自由基的作用。主要用于各种急性或慢性局部性疼痛的测量与治疗。

2. 可以作为某些事件的辅助鉴别，如交通事故、医疗事故、人事纠纷等所造成的后遗疼痛的鉴别；可作为疼痛给药、治疗方案调整的依据。

3. 直接指导临床针刺去自由基镇痛治疗。

Ⅲ. 仪器型号

该仪器分为四种型号，其中 TS－10A1 为推车型（图 8－6），主要适宜于在门诊使用；TS－10B1 为携带型，主要适合于在医院外使用；TS－10C1 为治疗床型，主要适合于在医院治疗室使用；TS－10D1 为监护型，主要用于手术后镇痛监护。

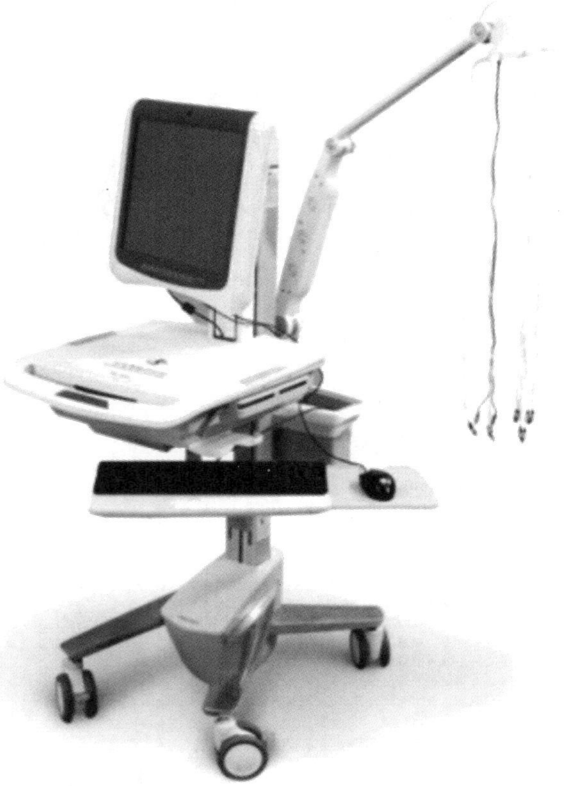

图 8－6　TS－10A1 型仪器

Ⅳ. 型号代表意义

TS － 10　A1

- A1：设计序号（以A1、A2表示）
- 10：最大测量点数（以数字表示）
- TS：产品代号（田、氏拼音字母中第一个字母）

Ⅴ. 安全性能

仪器的额定电压和频率：a. c. 220V，50Hz。输入功率：120VA。电网与仪器之间采用电源适配器隔离，电源适配器耐压为 4000V。人体与笔记本电脑之间采用 USB 隔离器隔离，隔离器的耐压为 1500V。

8. 6. 2　质量检测

Ⅰ. 医疗器械注册产品标准准号

YZB/粤 0379－2010

Ⅱ. 检验报告（图 8－7）

报告编号：ZC103025

1988

检　验　报　告

报告编号：ZC103025

委 托 方　广州市千牧电子有限公司

样品名称　田氏测痛治疗仪

型　　号　TS-10A1

检验类别　注册检验（✓）

注册补充检验（ ）

其他检验（ ）

广东省质量监督医疗器械检验站

广东省质量监督医疗器械检验站
检验专用章

广东省质量监督医疗器械检验站
检验报告首页

报告编号：ZC103025　　　　共 35 页　第 1 页

样品名称	田氏测痛治疗仪 送样（✓）　抽样（ ）	样品编号	ZC103025Y1 ZC103025Y2
商　标	/	型号规格	TS-10A1
委托方	广州市千牧电子有限公司	检验类别	注册检验
委托方地址	广州市番禺区新造镇海景路 6 号	产品编号／批号	20091218、20091219 /
生产单位	广州市千牧电子有限公司	抽样单编号	/
受检单位	广州市千牧电子有限公司	生产日期	/
抽样单位	/	样品数量	2 台
抽样地点	/	抽样基数	/
抽样日期	/	检验地点	本检验所试验室
收样日期	2010 年 01 月 28 日	检验日期	2010 年 01 月 28 日 – 2010 年 04 月 06 日
检验项目	部分项目		
检验依据	广州市千牧电子有限公司发布的 YZB/粤 0379－2010《田氏测痛治疗仪》（2010-01-06 发布）注册产品标准		
检验结论	被检产品所检项目符合 YZB/粤 0379－2010 标准的要求。 结论：合格。 （检验报告专用章或检验单位公章） 签发日期　2010 年 4 月　日		
备注	1）部分项目是指该产品除电气安全中 36 章电磁兼容性外的所有适用项目。 2）报告中的"—"表示此项不适用，"/"表示此项空白，"*"表示此项经修复后复测合格。 3）对 YZB/粤 0379－2010《田氏测痛治疗仪》注册产品标准的评价见本报告 P35。		

批　准：　　审　核：　　检　验：

职　务：

图8-7　仪器检验报告

委托方：广州市千牧电子有限公司

样品名称：田氏测痛治疗仪

型号：TS－10A1 型

检验结论：被检产品所检项目符合 YZB/粤 0379－2010 标准的要求。结论：合格。

8.6.3 临床试验

1. 广州医学院第二附属医院伦理委员会医疗器械临床试审批号：（2010）临审第（23）号。

临床试验报告内容如下（图 8－8）。

产品名称：田氏测痛治疗仪

型号：TS－10A1 型

实施者：广州市千牧电子有限公司

承担临床试验的医疗机构：广州医学院第二附属医院

临床试验类别：临床试用

临床试验负责人：卢振和

临床试验结果：

（1）通过疼痛强度与 VAS 评分值比较，$P<0.05$，差异有统计学意义，评定产品的疼痛测量性能合格。

（2）34 例肌筋膜疼痛综合征患者总疗效评价：总计优良率 58.82%，有效率 85.29%。

临床试验结论：

田氏测痛治疗仪的疼痛测量性能合格，治疗急性、亚急性肌筋膜综合征具有良好的临床使用价值。产品的安全性能评价：未出现由受试仪器本身引起的不良事件。

不足之处：本研究样本数量有限，追踪随访时间较短，有一定局限性。

医疗器械临床试验报告

产品名称：田氏测痛治疗仪

型号规格：TS-10-A1 型

实施者：广州市千牧电子有限公司

联系人：田明清

联系人及联系电话：13600002384

承担临床试验的医疗机构名称：

广州医学院第二附属医院

临床试验单位的通讯地址（含邮编）：

广州市昌岗东路 250 号（邮编：510260）

临床试验类别：临床试用

临床试验时间：2010.-2011.1

报告日期：2011.5.3

原始资料保存地点：广医二院

临床试验负责人（打印及签字）：卢振和

2011 年　5 月 3 日

图 8－8　临床试验报告一

2. 广州市红十字会医院伦理委员会医疗器械临床试验审批号：2010042501。

临床试验报告内容如下（图8－9）。

产品名称：田氏测痛治疗仪

型号：TS－10A1 型

实施者：广州市千牧电子有限公司

承担临床试验的医疗机构：广州市红十字会医院

临床试验类别：临床试用

临床试验负责人：王家双

临床试验结果：

（1）30 例肌筋膜疼痛综合征患者总疗效评价：总有效率为 87.7%。

（2）使用国际通用的 VAS 评分标准评价：结果经过统计学分析，具有显著的统计学差异（$P<0.01$）。

临床试验结论：

本组 30 例肌筋膜疼痛综合征患者经过受试仪器治疗，并经过 1 个月的随访，观察期间患者治疗效果比较稳定。经红外线热图检查分析，身体两侧趋于对称，治疗前、后的温度差值降低，提示用该仪器治疗肌筋膜痛，近期疗效比较明显。

仪器疼痛测量指标比较客观、准确。

田氏测痛治疗仪性能稳定，未见发生故障，安全性好，机器设计能够满足临床需要。

缺点：体积偏大。

医疗器械临床试验报告

产品名称：田氏测痛治疗仪

型号规格：TS-10-A1 型

实施者：广州市千牧电子有限公司

联系人及联系电话：田明清

联系人及联系电话：13600002384

承担临床试验的医疗机构名称（公章）：

广州市红十字会医院

临床试验单位的通讯地址（含邮编）：

广州市同福中路 396 号（邮编：510220）

临床试验类别：临床试用

临床试验时间：2010.-2011.3

报告日期：2011.06.28

原始资料保存地点：广州市红十字会医院

临床试验负责人（打印及签字）：王家双

2011 年 06 月 28 日

图 8－9　临床试验报告二

参考文献

[1] 高颖，邬冰．电化学基础［M］．北京：化学工业出版社，2004：1－91．

[2] 张立生，刘小立．现代疼痛学［M］．石家庄：河北科学技术出版社，1999：159－175．

[3] 樊碧发．疼痛医学原理与实践［M］．北京：人民卫生出版社，2009：495－518．

[4] 李仲廉，郑宝森，王子千，等．神经阻滞学［M］．郑州：郑州大学出版社，2001．

[5] 卢振和，高崇荣，宋文阁．射频镇痛治疗学［M］．郑州：河南科学技术出版社，2008．

[6] 石学敏．针灸学［M］．北京：中国中医药出版社，2002：139－155．

[7] 黄力子．龋病与生物电和自由基［M］．西安：第四军医大学出版社，2003，145－163．

[8] 尼克尔斯 J G，马丁 A R，华莱士 B G，等．神经生物学——从神经元到脑［M］．杨雄里，译．北京：科学出版社，2006：103－125．

[9] 贾梦秋，杨文胜．应用电化学［M］．北京：高等教育出版社，2004：227－231．

[10] 李素婷．物理化学［M］．北京：化学工业出版社，2007：142－183．

[11] 陈瑗，周玫．自由基医学基础与病理生理［M］．北京：人民卫生出版社，2002：175－248．

[12] 贾起民，郑永令，陈暨耀．电磁学［M］．北京：高等教育出版社，1985：107－146．

[13] 赵志奇．疼痛及其脊髓机理［M］．上海：上海科技教育出版社，2000：1－7．

[14] 沈雪勇．经络腧穴学［M］．北京：中国中医药出版社，2003：1－14．

[15] 韩济生．针刺镇痛原理［M］．上海：上海科技教育出版社，1999：28－40．

[16] FERRANTE F M，VADEBONCOUER T R. Postoperative Pain Management［M］. New York：Churchill Livingstone，1993，119－132.

第 9 章　去自由基镇痛疗法的临床图解

去自由基镇痛疗法是在损伤组织内部，刺入一支金属针，作为原电池的负极，在健康的皮下组织刺入另一支金属针，作为原电池的正极，两极之间连接一台田氏测痛治疗仪，当作外部电路，这样便构成了一个完整的氧化还原装置。负电流从负极流向正极，使皮下组织中的水分子氧化而释放出电子。电子从正极流向负极，使损伤组织内部的自由基获得电子还原成非自由基物质。治疗开始时，仪器首先测量出损伤组织内部自由基第一次转换的电能，然后按照原电池的反应速率，有序地向损伤组织提供一定数量的电子使自由基还原成非自由基物质。之后，再测量出自由基第二次转换的电能，再提供一定数量的电子进行还原反应，如此周而复始，直至伤害刺激的能量全部转换成自由基的电能。也就是说，损伤组织内部的自由基全部转变成了非自由基物质。然后用阈值耗能对所测得的自由基总电能进行计量，从而得到了伤害感受或疼痛强度。这样既量化了疼痛，又去除了自由基而镇痛。

根据上述可知，去自由基镇痛疗法的成败，关键在于正确选择损伤组织的穿刺点，构成原电池。也就是说，找不到病灶就构建不成原电池，自由基无法清除，则治疗失败。根据作者的临床研究，寻找穿刺点的方法可归纳为两种：一种是按照中医常用的“阿是穴”寻找穿刺点；另一种是按西医的神经麻醉（阻滞）点来选择穿刺点。这两种方法各有特色，临床上可以结合使用。本章就寻找穿刺点的方法展开讨论，并介绍部分图片资料供临床参考。而去自由基镇痛疗法的临床操作，本节仅以三叉神经痛为例作简要介绍，详细内容会在既将出版的《去自由基镇痛疗法的临床图解》中介绍。

9.1　寻找穿刺点

以上说过，寻找穿刺点的方法有两种：一是按照经络系统寻找穿刺点；二是按照神经系统寻找穿刺点。由于中医学对体表组织损伤的穴位概念是“以痛为腧”，也就是说，医生用手指在患者的体表按到痛处时，患者感到痛的地方就是穴位，称为“阿是穴”，即为穿刺点。这样寻找穿刺点的方法可进一步归纳为：按体表压痛点寻找穿刺点和按神经解剖学寻找穿刺点两种方法。对于内脏痛（包括血管）寻找穿刺点的方法可归纳为：按十四经络穴位寻找穿刺点（也可尝试用腕踝针的六点穿刺法）和按交感神经寻找穿刺点两种方法。

9.1.1　沿肌肉分布寻找压痛点

沿肌肉分布寻找压痛点，实际上就是按中医的“阿是穴”寻找压痛点。中医在几千年的临床实践中，摸索出了一套既简单又实用的穿刺点寻找方法，其中包括压痛点定位法、压痛点的鉴别法、炎性反应物定位法、经络穴位定位法、皮肤异象定位法、影像学定位和整体评估法等几种方法。这些方法有一共同特点，都有压痛或触痛。也就是说，用上述方法定位出来的穿刺点都与痛感觉相关。

Ⅰ. 压痛点定位法

当骨骼肌、筋膜、神经纤维和血管等软组织受到损伤，引起急性或慢性疼痛，需要寻找穿刺点进行去自由基镇痛治疗时，可采用压痛点定位法。即用手指沿着紧张的骨骼肌的肌腹按压至起止点或反方向按之，若病灶在所按压的筋膜、肌腹、肌腱、肌肉的起止点，或与该肌肉有关的神经、血管某处时，患者会感到疼痛，称该点为压痛点。中医根据按压时患者的喊叫“阿”声，称该点为“阿是穴”。压痛点或“阿是穴”是要查找的病灶，是穿刺定位点。

Ⅱ. 疼痛点鉴别法

由于患者主诉的疼痛点有真有假，故临床需要鉴别。其方法是：用手指按住患者认为的疼痛点，嘱患者主动活动与该痛点相关的关节，若此时疼痛减轻或完全消失，则手指下的按压点是真正的病灶，也是进针定位点；否则，是一种放射痛或牵涉痛，非穿刺定位点。

Ⅲ. 炎性反应物定位法

根据患者提供的疼痛区域，若可触摸到条索感、水泡感、硬结感之物，这些炎症反应物的部位，即为穿刺定位点。一般来说，条索感之物多为炎症的血管反应，即小血管充血；水泡感之物多为炎症的病理变化，即炎症渗出；硬结感之物多为损伤组织水肿或瘢痕修复，即炎症增生。

Ⅳ. 经络穴位定位法

脂肪是绝缘体，体液是导体，筋膜是绝缘体，肌肉是导体。自由基可沿肌肉和体液流动，但不能穿过筋膜向外扩散。过多的自由基堆集于筋膜某处时，就会造成筋膜和其他组织的电化学腐蚀性损伤，临床上表现为筋膜炎、腱鞘炎和其他组织（包括内脏器官）的炎症。由于筋膜遍及全身内外，其走向和反应点与中医学的经络穴位相似，因此，进针定位点可按经络理论取穴，所有的经穴就是疼痛的穿刺定位点。

Ⅴ. 皮肤异象定位法

皮肤上面有带电的粒子，而皮下有带负电的自由基，二者之间有相争之趋势。皮肤上面有许多低电阻点，称为“良导体”，便形成了二者争夺电子的通道。当电流过大时，产热也就大，皮肤上就会出现烧伤、过热导致的皮屑点（冬季易见）。当皮下自由基堆集过多时，就会刺激皮肤而产生炎症，引发毛细血管扩张充血。在被自由基刺激的皮肤上就形成了像红色蜘蛛样的小血管图案，称为蜘蛛痣。这种皮肤上出现的蜘蛛痣和皮屑点就是穿刺定位点。

Ⅵ. 影像学检查法

影像检查包括 X 线成像、核医学成像、超声波成像、磁共振成像、红外线成像和光学成像几种，它们可查找到属于各自专长的损伤病灶。如超声波成像能确定腹部肿瘤的位置，X 线成像可查找到骨折或关节位移的部位，CT 和 MRI 可查找到椎间盘突出或膨出的准确位置等。这给穿刺定位带来极大方便，但也要切记不能绝对依赖。

Ⅶ. 整体评估法

一种疼痛疾病的发生不是单一地只损伤一个部位，形成一个病灶，在大多数情况下会损伤多个部位，形成多个病灶。如腰椎间盘突出症，其发病原因是机械作用力，这种作用力除了使腰椎间盘破裂突出形成一个病灶外，同时还会使腰肌和韧带等软组织拉伤，甚至引起坐骨神经损伤，形成多个病灶。另外，其中一个病灶所产生的自由基被筋膜阻挡，不能向外扩散，使筋膜受损，而自由基具有“顺磁性”，会引起邻近筋膜鞘内的正负电荷失衡，故一个筋膜受损将累及到多个筋膜，发展成多个继发病灶。除此之外，保护性肌肉紧张或肌痉挛会造成局部缺血和劳损，又可形成新的病灶。

9.1.2　按神经走向选择穿刺点

按神经走向选择穿刺点进行疼痛治疗的方法，沿革于神经麻醉，后发展为神经阻滞，直到现在疼痛科仍在使用。这说明按神经走向选取穿刺点是一种行之有效的方法。但也存在一定难度和风险：第一是由于神经的走向在体内有深有浅，分布不规范，尤其是个体差异较大；第二是穿刺时既要穿刺接触它，又不能刺伤它；第三是在一些重要器官旁穿刺时有一定的风险，如肺组织旁穿刺易引起气胸，中枢神经旁穿刺易引起蛛网膜下腔出血，神经干旁穿刺过深易伤及神经，导致感觉或运动功能缺失。故应谨慎操作。

Ⅰ. 触发点定位法

周围神经的病变部位可在神经节、丛、根、干或神经末梢。在寻找穿刺定位点时，可根据主诉对相关部位进行感觉检查、反射检查、自主神经检查和关节特殊检查等，然后用手指或棉扦沿神经血管的走向触摸，或自主活动相关的关节。若神经血管的某点受压、错位、粘连或发炎时，触及该点或活动相关的关节刺激该点，可触发强烈的疼痛和骨骼肌紧张，称该点为扳机点或触发点。扳机点或触发点是要查找的病灶，是穿刺定位点。

Ⅱ．“神经门”定位法

“神经门”是一种俗称，是指运动神经进入骨骼肌时（国外也有人把运动终板叫神经门）神经末梢集中的地方。这个运动终板的病变很少引人注意，其结果是延误治疗。如弹向指、跟骨骨质增生等很多难治之症大多由其引起。以老年性膝关节炎为例，患者的主诉是膝关节痛，医生没有注意到终板病变，由于找不到病灶，附近又没有容易穿刺的神经干进行阻滞治疗，所以其治疗部位也着重在膝关节，最后导致继发性膝关节骨关节炎（真正原发性极少）。由于终板病变无序放电，引起膝关节周围某一条肌肉或肌束痉挛，甚至挛缩，而该肌肉或肌束的起止点集中在膝关节，肌肉的起止点是受力最大的地方，易引起继发性损伤而痛，故患者总以为病在膝关节。“神经门”定位法是以关节为中心，寻找受伤的肌肉或肌束终板时，可用手指从关节痛处开始，沿肌肉或肌束按压，按到有酸、胀、痛明显的地方便是。

Ⅲ．神经支配区定位法

根据发病原因不同，寻找穿刺点的方法也有所不同。如带状疱疹后三叉神经痛的寻找方法是：先找出触发点的分布区域，然后确定受累的三叉神经干、根、节。若病灶在第一支，而穿刺点设置在第二或第三支，显然是不符合实际的。另外，虽然带状疱疹病毒是由神经节出发的，但带状疱疹的发病症状是从皮疹开始的，其损伤是逐步向神经末梢、丛、干、根、节延伸的。当皮疹愈合后其神经方面炎症依然存在，甚至还有病毒在继续感染。所以穿刺点的设置应恰到好处，不能太前，也不能太后，最好是自由基容易达到的地方。

Ⅳ．神经节定位法

由于某种伤害因子直接损伤神经末梢、干、丛、根、节引起的神经痛，如三叉神经痛、带状疱疹后痛、术后神经痛等，或由于某种伤害因子间接引起的受累神经症状，如脊柱小关节错位、腰椎间盘突出症、颈椎病等，病变部位不同，受累的神经不同，穿刺点的选择也有所不同。如腰椎间盘突出症所引的坐骨神经痛，可放射到脚端，其主要穿刺点应选择在神经根或节，以下的点只能作为辅助穿刺点。有的应直接选择在神经节上，如内脏痛、三叉神经痛、头面部或颈肩部的一些疼痛疾病，可选择交感神经节、半月神经节、星状神经节等。

9.2　骨骼肌的起止点及其神经支配的图解

骨骼肌及其起止点和神经支配是临床寻找穿刺点的重要依据，如根据患者所说的疼痛部位，很容易找到是某块肌肉，根据该肌肉就容易找到“阿是穴”（压痛点），也容易找到支配该肌肉的神经。尤其是运动时所作用肌肉的图解，对临床诊断和寻找穿刺点更有帮助。这里选取了部分作者认为有临床应用价值的图片和资料供在寻找穿刺点时参考。

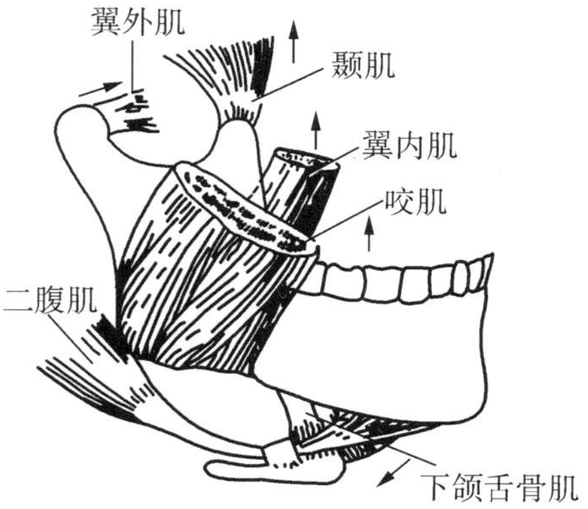

图9－1　运动下颌的肌

Ⅰ. 头部肌群及其神经支配

表9－1　头肌的位置、名称、起止点、作用和神经支配

<table>
<tr><th colspan="3">肌　肉</th><th>起　点</th><th>止　点</th><th>作　用</th><th>神经支配</th></tr>
<tr><td rowspan="10">面肌</td><td rowspan="2">枕额肌</td><td>额腹</td><td>帽状腱膜</td><td>额部皮肤</td><td>扬眉，使前额横起皱纹</td><td rowspan="10">面神经</td></tr>
<tr><td>枕腹</td><td>上项线</td><td>帽状腱膜</td><td>固定帽状腱膜</td></tr>
<tr><td rowspan="2">眼轮匝肌</td><td>眶部
睑部</td><td rowspan="2">颅骨</td><td rowspan="2">眶、睑部皮肤</td><td>使眼睑闭合，向下拉额部皮肤与额肌对抗</td></tr>
<tr><td>泪囊部</td><td>牵拉睑内侧韧带，扩大泪囊，促使泪液流向鼻腔</td></tr>
<tr><td rowspan="6">口周围肌</td><td>口轮匝肌</td><td>口角皮肤和黏膜</td><td>对侧上、下唇皮肤</td><td>关闭口裂</td></tr>
<tr><td>提上唇肌</td><td rowspan="2">上唇上方</td><td rowspan="5">口角</td><td rowspan="2">提口角与上唇</td></tr>
<tr><td>颧肌</td></tr>
<tr><td>降口角肌</td><td rowspan="2">下唇下方</td><td rowspan="2">降口角与下唇</td></tr>
<tr><td>降下唇肌</td></tr>
<tr><td>颊肌</td><td>面颊深部</td><td>使唇颊紧贴牙齿，帮助咀嚼和吮吸</td></tr>
</table>

续表

肌 肉		起 点	止 点	作 用	神经支配
咀嚼肌	咬肌	颧弓的下缘和内面	下颌角的外面	三肌共同收缩可上提下颌骨（闭口），颞肌后部肌束收缩，使下颌骨向后缩	三叉神经
	颞肌	颞窝	下颌骨的冠突		
	翼内肌	翼突窝	翼肌粗隆		
	翼外肌	蝶骨大翼的下面和翼突外侧板	下颌颈	两侧同时收缩，使下颌骨向前下；一侧收缩，使下颌骨移向对侧	

Ⅱ. 带肌、臂肌及其神经支配

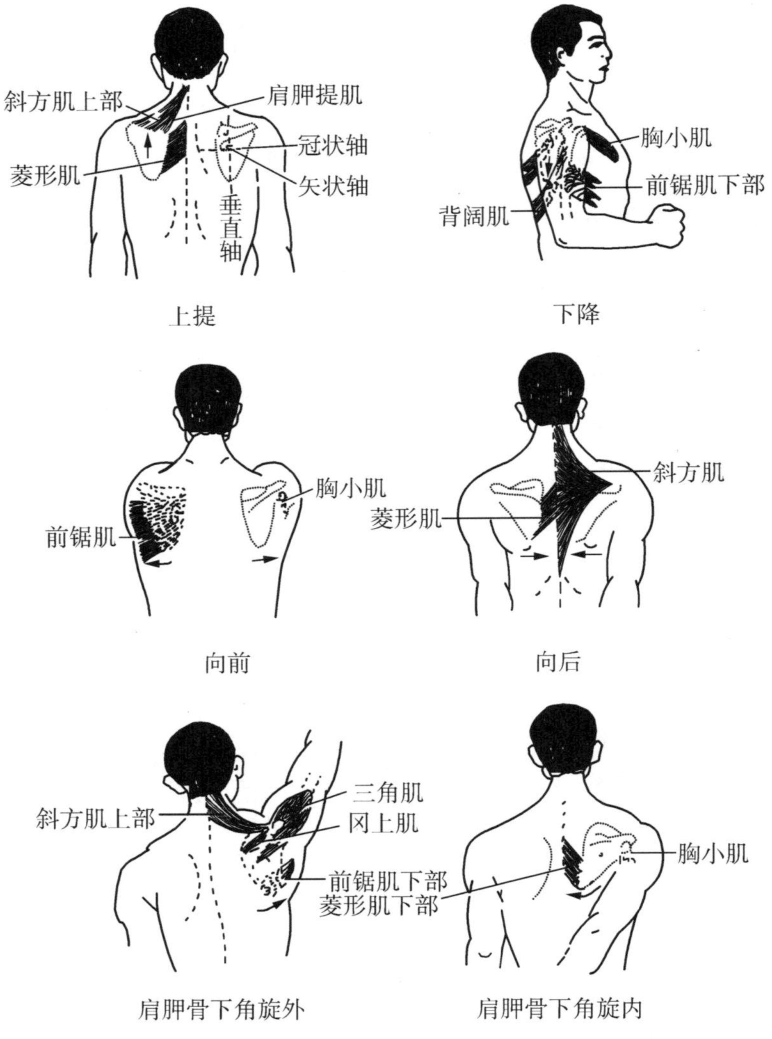

图 9－2　运动上肢带骨的肌[3]

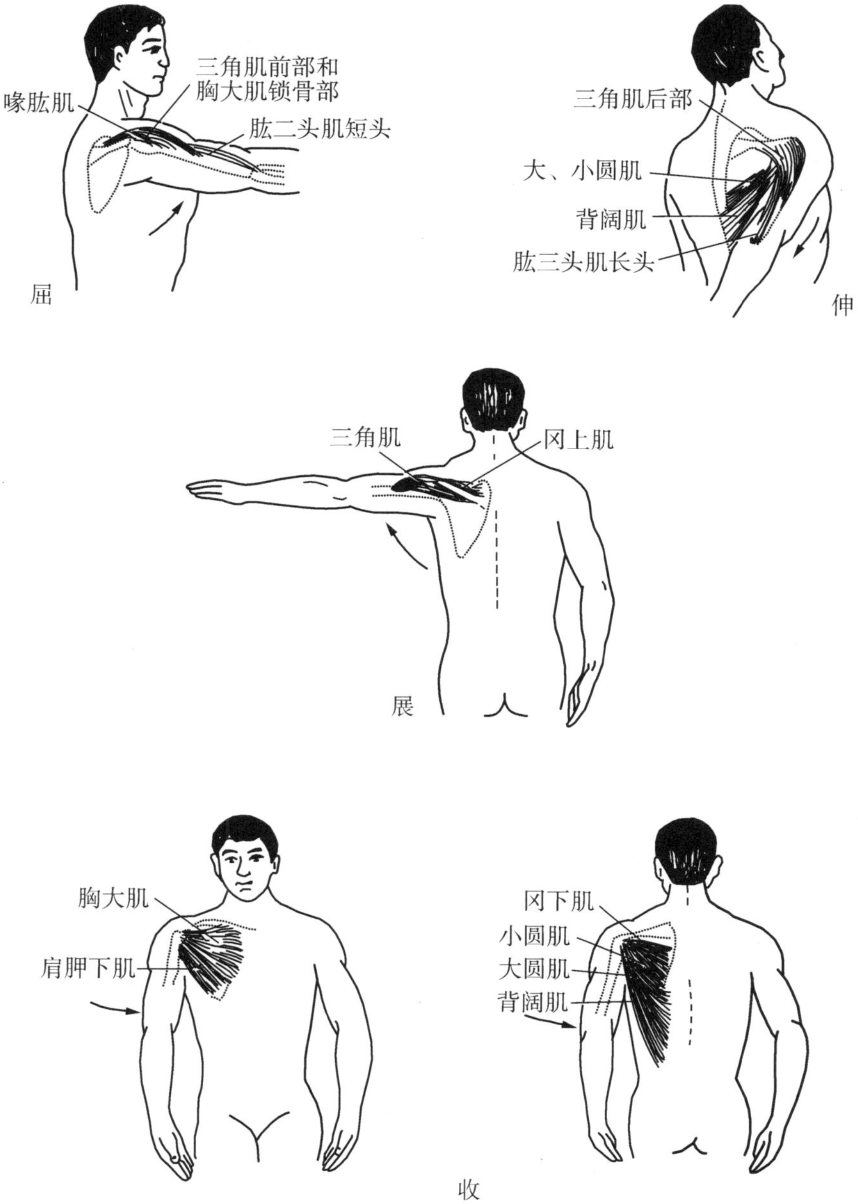

图9-3　运动肩关节的肌（一）

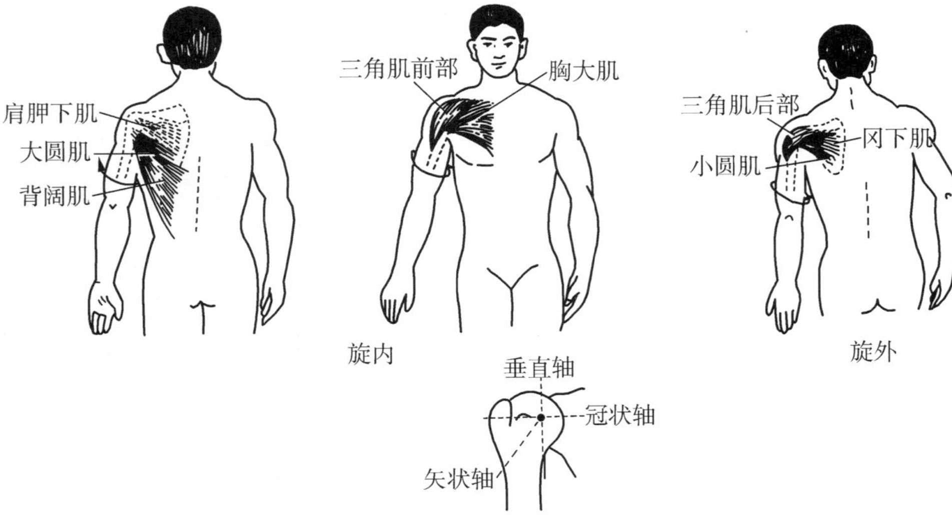

图9－4　运动肩关节的肌（二）[3]

表9－2　上肢带肌、臂部肌的位置、名称、起止点、作用和神经支配

<table>
<tr><th colspan="3">肌　肉</th><th>起　点</th><th>止　点</th><th>作　用</th><th>神经支配</th></tr>
<tr><td rowspan="6">上肢带肌</td><td colspan="2">三角肌</td><td>肩胛冈肩峰及锁骨外侧份</td><td>肱骨三角肌粗隆</td><td>肩关节外展，三角肌前部纤维助屈和旋内，后部纤维助伸和旋外</td><td>腋神经（C5～7）</td></tr>
<tr><td colspan="2">冈上肌</td><td>冈上窝</td><td>肱骨大结节上部</td><td>肩关节外展</td><td rowspan="2">肩胛上神经（C5～6）</td></tr>
<tr><td colspan="2">冈下肌</td><td>冈下窝</td><td>肱骨大结节后份中部</td><td rowspan="2">肩关节旋外</td></tr>
<tr><td colspan="2">小圆肌</td><td>冈下窝</td><td>肱骨大结节后份下部</td><td>腋神经（C5～7）</td></tr>
<tr><td colspan="2">大圆肌</td><td>肩胛骨下角的背面</td><td>肱骨小结节下方</td><td>肩关节内收、旋内和后伸</td><td rowspan="2">肩胛下神经（C5～7）</td></tr>
<tr><td colspan="2">肩胛下肌</td><td>肩胛下窝</td><td>肱骨小结节</td><td>肩关节旋内</td></tr>
<tr><td rowspan="4">臂部肌</td><td rowspan="3">前群</td><td>肱二头肌</td><td>长头：肩胛骨关节盂上方
短头：肩胛骨喙突</td><td>桡骨粗隆</td><td>屈肘关节和肩关节，前臂旋后</td><td rowspan="3">肌皮神经（C5～7）</td></tr>
<tr><td>喙肱肌</td><td>肩胛骨喙突</td><td>肱骨中部内侧</td><td>肩关节屈和内收</td></tr>
<tr><td>肱肌</td><td>肱骨下半部的前面</td><td>尺骨粗隆</td><td>屈肘关节</td></tr>
<tr><td>后群</td><td>肱三头肌</td><td>长头：肩胛骨关节盂下方
外侧头、内侧头｝肱骨背面</td><td>尺骨鹰嘴</td><td>伸肘关节，长头可助内收肩关节</td><td>桡神经（C5～T1）</td></tr>
</table>

Ⅲ. 前臂前肌群及其神经支配

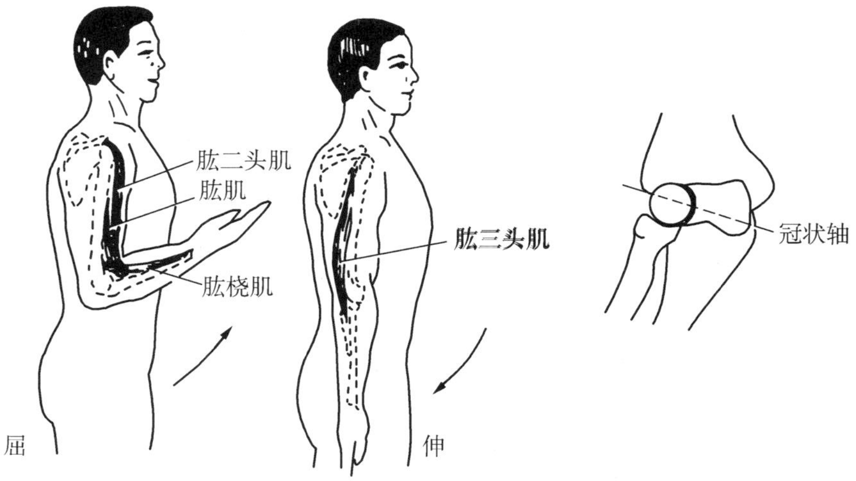

图 9－5　运动肘关节的肌[3]

表 9－5　前臂肌前群的位置、名称、起止点、作用和神经支配

肌　肉	起　点	止　点	作　用	神经支配
旋前圆肌	肱骨内上髁	桡骨外侧面中部	屈肘关节，前臂旋前	正中神经（C5～T1）
旋前方肌	尺骨下份掌侧面	桡骨下份掌侧面	前臂旋前	
肱桡肌	肱骨外上髁上方	桡骨茎突	屈肘关节	桡神经（C5～T1）
桡侧腕屈肌	肱骨内上髁	第 2 掌骨底	屈、外展腕关节	正中神经（C5～T1）
掌长肌		掌腱膜	屈腕关节，紧张掌腱膜	
尺侧腕屈肌		豌豆骨	屈、内收腕关节	尺神经（C8～T1）
指浅屈肌		以 4 腱止于第 2～5 指中节指骨体的两侧	屈第 2～5 指的中节指骨，屈掌指关节及腕关节	正中神经（C5～T1）
拇长屈肌	桡、尺骨上端前面和骨间膜	拇指远节指骨底	屈腕，屈掌指关节和指间关节	
指深屈肌		以 4 腱止于第 2～5 指远节指骨底	屈第 2～5 指间关节、掌指关节，屈腕	尺神经（C8～T1）正中神经（C5～T1）

Ⅳ. 前臂后肌群及其神经支配

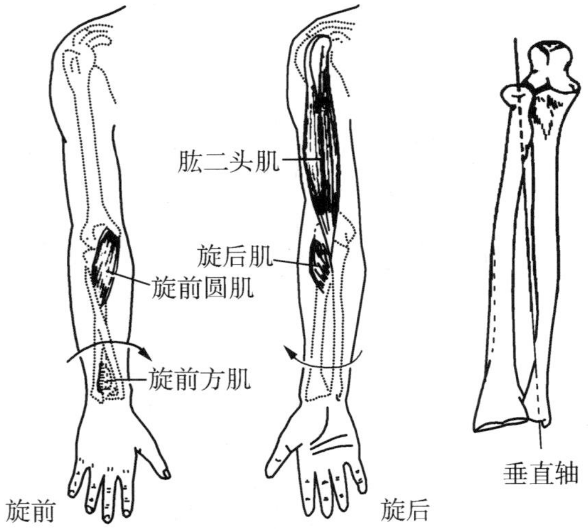

图 9 -6　运动桡尺近侧和远侧关节的肌[3]

表 9 -4　前臂肌后群的位置、名称、起止点、作用和神经支配

肌　肉	起　点	止　点	作　用	神经支配
旋后肌	肱骨外上髁	桡骨上端的掌侧面及外侧面	前臂旋后	桡神经（C5 ~ T1）
桡侧腕长伸肌		第 2 掌骨底背面	伸、外展腕关节	
桡侧腕短伸肌		第 3 掌骨底背面	伸、外展腕关节	
指伸肌		以 4 腱止于第 2 ~ 5 指中、远节指骨底背面	伸指，伸掌指关节和腕关节	
小指伸肌		与指伸肌至小指腱合并	伸小指	
尺侧腕伸肌		第 5 掌骨底	伸、内收腕关节	
拇长展肌	桡、尺骨背面和骨间膜背面	第 1 掌骨底	外展拇指和腕关节	
拇短伸肌		拇指第 1 节指骨底	伸拇指，助外展腕关节	
拇长伸肌		拇指远节指骨底		
示指伸肌	尺骨背面和骨间膜背面	示指的指背腱膜	伸腕，伸示指掌指关节和指关节	

Ⅴ. 手部肌群及其神经支配

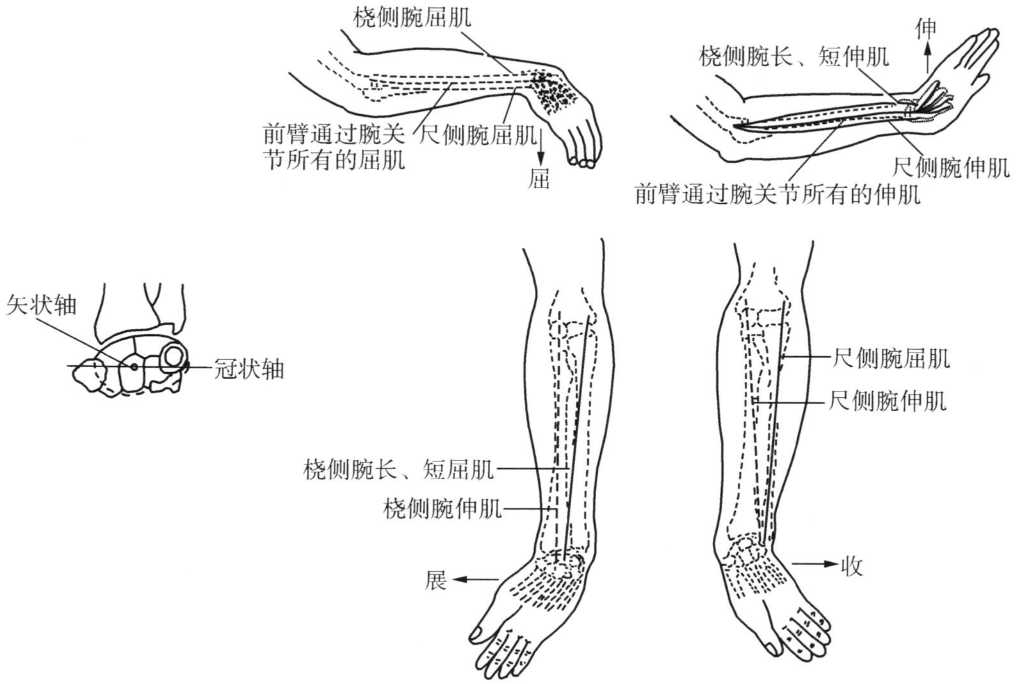

图 9－7　运动腕关节的肌[3]

表 9－5　手肌的位置、名称、起止点、作用和神经支配

肌　肉		起　点	止　点	作　用	神经支配
中间群	第 1 ~ 4 蚓状肌	指深屈肌肌腱，经掌指关节桡侧	第 2 ~ 5 指的指背腱膜	屈掌指关节，伸指间关节	正中神经（C5 ~ T1）
	骨间掌侧肌	3 块，第 2 掌骨尺侧，第 4 ~ 5 掌骨桡侧	第 2、4、5 指近节指骨底及指背腱膜	使第 2、4、5 指内收，并屈掌指关节，伸指间关节	尺神经（C8 ~ T1）
	骨间背侧肌	4 块，掌骨间隙两侧	第 2 ~ 4 指近节指骨底及指背腱膜	使第 2 ~ 4 指外展，并收第 3 指，且屈掌指关节，伸指间关节	
外侧群	拇短展肌	屈肌支持带及舟骨	拇指近节指骨底	外展拇指	正中神经（C5 ~ T1）
	拇短屈肌	屈肌支持带及大多角骨	拇指近节指骨底	屈拇指	
	拇对掌肌	屈肌支持带及大多角骨	第 1 掌骨桡侧	使拇指对掌	
	拇收肌	屈肌支持带及头状骨、第 3 掌骨	拇指近节指骨底	内收拇指，屈拇指近节指骨	尺神经掌深支（C8 ~ T1）
内侧群	小指展肌	豌豆骨及屈肌支持带	小指近节指骨底	外展和屈小指近节指骨	尺神经（C8 ~ T1）
	小指短屈肌	屈肌支持带和钩骨	小指近节指骨底	屈小指近节指骨	
	小指对掌肌		第 5 掌骨内侧缘	使小指对掌	

Ⅵ. 髋部肌群及其神经支配

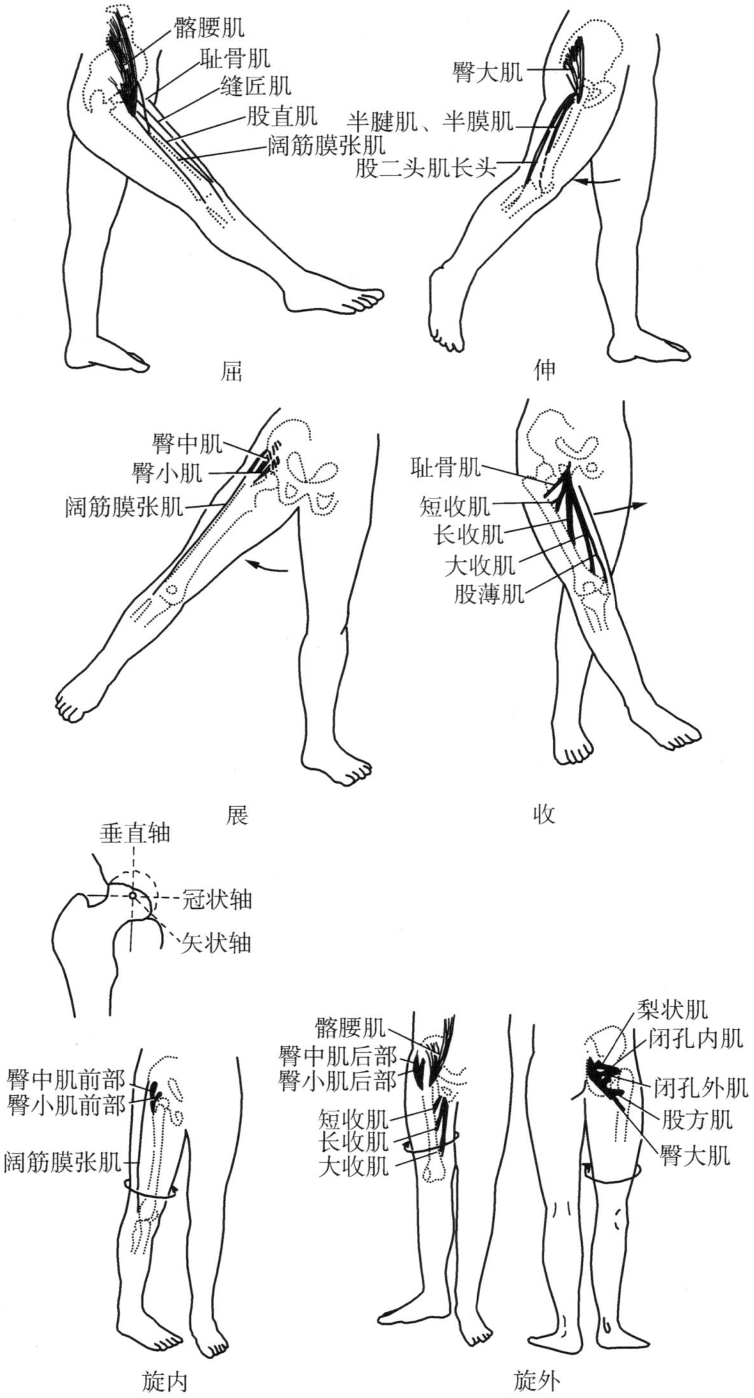

图 9－8　运动髋关节的肌[3]

表9－6　髋肌的位置、名称、起止点、作用和神经支配

肌肉		起点	止点	作用	神经支配
前群	髂腰肌	腰大肌：腰椎体侧面和横突 髂肌：髂窝	股骨小转子	髋关节屈及旋外；下肢固定时，使骨盆前倾和躯干前屈	腰丛的分支及股神经
后群	臀大肌	髂骨外面和骶骨背面	股骨臀肌粗隆	髋关节伸及旋外；下肢固定时，伸直躯干，防止躯干前屈	臀下神经（L5～S2）
	臀中肌 臀小肌	髂骨外面	股骨大转子	外展髋关节，前部纤维可使髋关节旋内，后部纤维可使髋关节旋外	臀上神经（L4～S1）
	阔筋膜张肌	髂前上棘	经髂经束至胫骨外侧髁	紧张髂胫束，屈髋关节，伸膝关节	
	梨状肌	骶骨前面的外侧部	股骨大转子内侧面	髋关节旋外	骶丛分支
	闭孔内肌	闭孔膜内面	转子窝	髋关节旋外	骶丛分支
	闭孔外肌	闭孔膜外面	转子窝	髋关节旋外	闭孔神经

Ⅶ. 大腿肌群及其神经支配

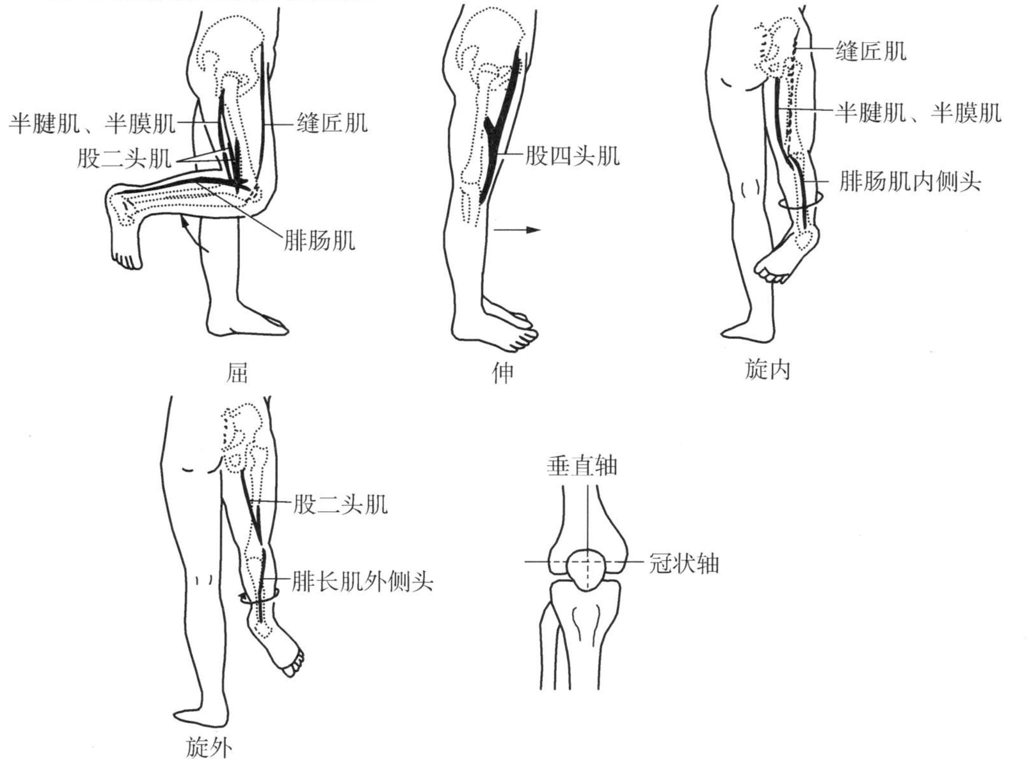

图9－9　运动膝关节的肌

表 9－7　大腿肌的位置、名称、起止点、作用和神经支配

肌肉		起点	止点	作用	神经支配
前群	缝匠肌	髂前上棘	胫骨上端的内侧面	屈髋关节和膝关节，并使已屈的小腿旋内	股神经（L2～4）
	股四头肌	股直肌：髂前下棘 股中间肌：股骨体前面 股内侧肌、股外侧肌：股骨嵴	通过髌骨及髌韧带止于胫骨粗隆	伸膝关节，股直肌还可屈髋关节	
内侧群	耻骨肌	耻骨支及坐骨支前面、坐骨结节	股骨嵴和收肌结节	髋关节内收并稍旋外，股薄肌协助屈膝关节	闭孔神经（L2～4）
	长收肌				
	短收股				
	大收肌				
	股薄肌		胫骨上端的内侧		
后群	股二头肌	长头：坐骨结节 短头：股骨嵴中部	腓骨小头	伸髋、屈膝，在屈膝时，可使小腿旋外	坐骨神经（L4～S3）
	半腱肌	坐骨结节	胫骨上端内侧	伸髋、屈膝，在屈膝时，可使小腿旋内	
	半膜肌				

Ⅷ. 小腿前、侧肌群及其神经支配

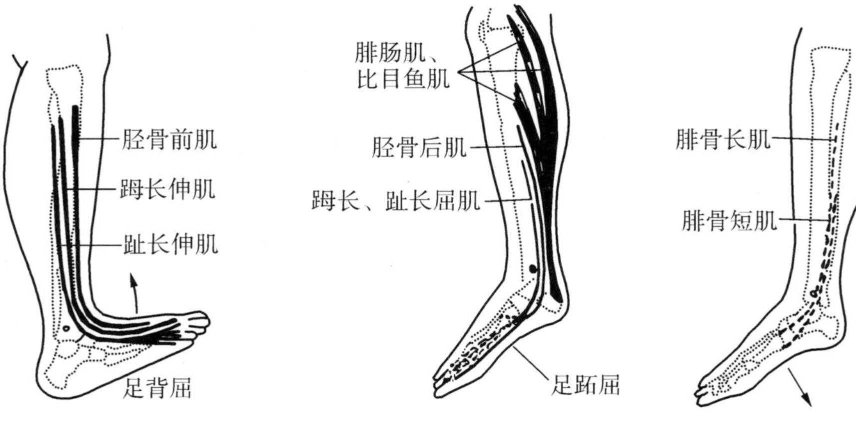

图 9－10　运动距小腿关节的肌[3]

表 9－8　小腿肌前群和外侧群的位置、名称、起止点、作用和神经支配

<table>
<tr><th colspan="2">肌　肉</th><th>起　点</th><th>止　点</th><th colspan="2">作　用</th><th>神经支配</th></tr>
<tr><td rowspan="3">前群</td><td>胫骨前肌</td><td rowspan="3">胫、腓骨上端和骨间膜</td><td>第 1 楔骨和第 1 跖骨底的足底面</td><td colspan="2">使距小腿关节背屈，足内翻</td><td rowspan="3">腓深神经（L4 ~ S2）</td></tr>
<tr><td>趾长伸肌</td><td>以 4 腱止于第 2 ~ 5 趾背腱膜</td><td>伸趾、足外翻</td><td rowspan="2">使距小腿关节背屈</td></tr>
<tr><td>踇长伸肌</td><td>踇趾远节趾骨底</td><td>伸踇趾、足内翻</td></tr>
<tr><td rowspan="2">外侧群</td><td>腓骨长肌</td><td rowspan="2">腓骨外侧</td><td>第 1 跖骨底</td><td colspan="2" rowspan="2">足外翻，使距小腿关节跖屈</td><td rowspan="2">腓浅神经（L2 ~ S2）</td></tr>
<tr><td>腓骨短肌</td><td>第 5 趾骨底</td></tr>
</table>

表 9－9　小腿肌后群的位置、名称、起止点、作用和神经支配

<table>
<tr><th colspan="2">肌　肉</th><th>起　点</th><th>止　点</th><th colspan="2">作　用</th><th>神经支配</th></tr>
<tr><td rowspan="5">后群</td><td>腓肠肌</td><td>以两头分别起自股骨的内、外侧髁后面</td><td rowspan="2">3 个肌头会合，续于跟腱，止于跟骨结节</td><td colspan="2" rowspan="2">上提足跟，使距小腿关节跖屈。站立时固定距小腿关节，防止身体前倾</td><td rowspan="5">胫神经（L4 ~ S3）</td></tr>
<tr><td>比目鱼肌</td><td>胫、腓骨的上端后面</td></tr>
<tr><td>胫骨后肌</td><td rowspan="3">胫、腓骨后面及骨间膜</td><td>舟骨、楔骨</td><td colspan="2">使距小腿关节背屈，足内翻，并加强足弓</td></tr>
<tr><td>踇长屈肌</td><td>踇趾远节趾骨底</td><td>屈踇趾</td><td rowspan="2">协助距小腿关节跖屈，足内翻，加强足弓</td></tr>
<tr><td>趾长屈肌</td><td>以 4 腱止于第 2 ~ 5 趾远节趾骨底</td><td>屈趾</td></tr>
</table>

Ⅸ. 足部肌群及其神经支配

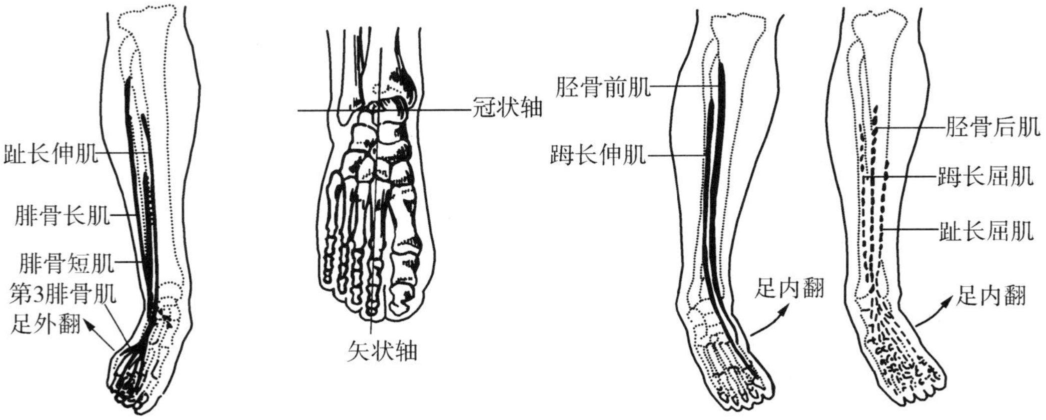

图 9－11　运动距跟舟关节的肌[3]

表 9－10　足肌的位置、名称、起止点、作用和神经支配

		肌肉	起　点	止　点	作　用	神经支配
足背肌		踇短伸肌	跟骨前端的上面和外侧面	踇趾近节趾骨底	伸踇趾	腓深神经（L4～S2）
		趾短伸肌		第 2～4 趾近节趾骨底	伸第 2～4 趾	
足底肌	内侧群	踇展肌	跟骨结节、舟骨粗隆	踇趾近节趾骨底	外展踇趾	足底内侧神经（S2～3）
		踇短屈肌	内侧楔骨		屈踇趾	
		踇收肌	第 2～4 跖骨底		内收和屈踇趾	
	中间群	趾短屈肌	跟骨结节	第 2～5 趾中节趾骨底	屈第 2～5 趾	
		足底方肌		趾长屈肌腱		足底外侧神经（S2～3）
		蚓状肌	趾长屈肌腱	第 2～5 趾背腱膜	屈跖趾关节，伸趾间关节	足底内外侧神经（S2～3）
		骨间足底肌	第 3～5 跖骨体	第 3～5 趾近节趾骨底、趾背腱膜	内收第 3～5 趾	足底外侧神经（S2～3）
		骨间背侧肌	跖骨相对面	第 2～4 趾近节趾骨底、趾背腱膜	外展第 2～4 趾	
	外侧群	小趾展肌	跟骨	小趾近节趾骨底	屈和外展小趾	
		小趾短屈肌	第 5 跖骨底		屈小趾	

9.3　经穴主治特点和规律的图解

经穴，可以说是经络与穴位的简称，也可以认为是经络线上的穴位。经络线上每一个穴位都有其主治特点，但从总体上来分析，穴位的治疗作用又具有一些共同特点和一定的规律性。了解穴位的主治规律，结合神经系统的穿刺特点，对于寻找正确的穿刺点是非常有帮助的。经络和穴位的主治呈现出的规律性，主要有分经主治和分部主治两大规律。从大体来说，四肢部位的穴位以分经主治为主，头身部位的穴位以分部主治为主。其中分经主治见表 9－11，分部主治见图 9－12 至 9－16。

所谓分经主治，是指某一经络所属的穴位均可治疗该经络循行部位及相应脏腑的病症。如手太阴肺经的尺泽穴、孔最穴、列缺穴、鱼际穴，均可治疗咳

嗽、气喘等肺部疾病。所谓分部主治是指处于身体某一部位的穴位均可治疗该部位及某类病症，即穴位的分部主治与穴位位置特点相关。如位于头面、颈项部的穴位，以治疗头面五官及颈项部的病症为主，位于胃部的胃俞穴可以治疗胃痛病等。

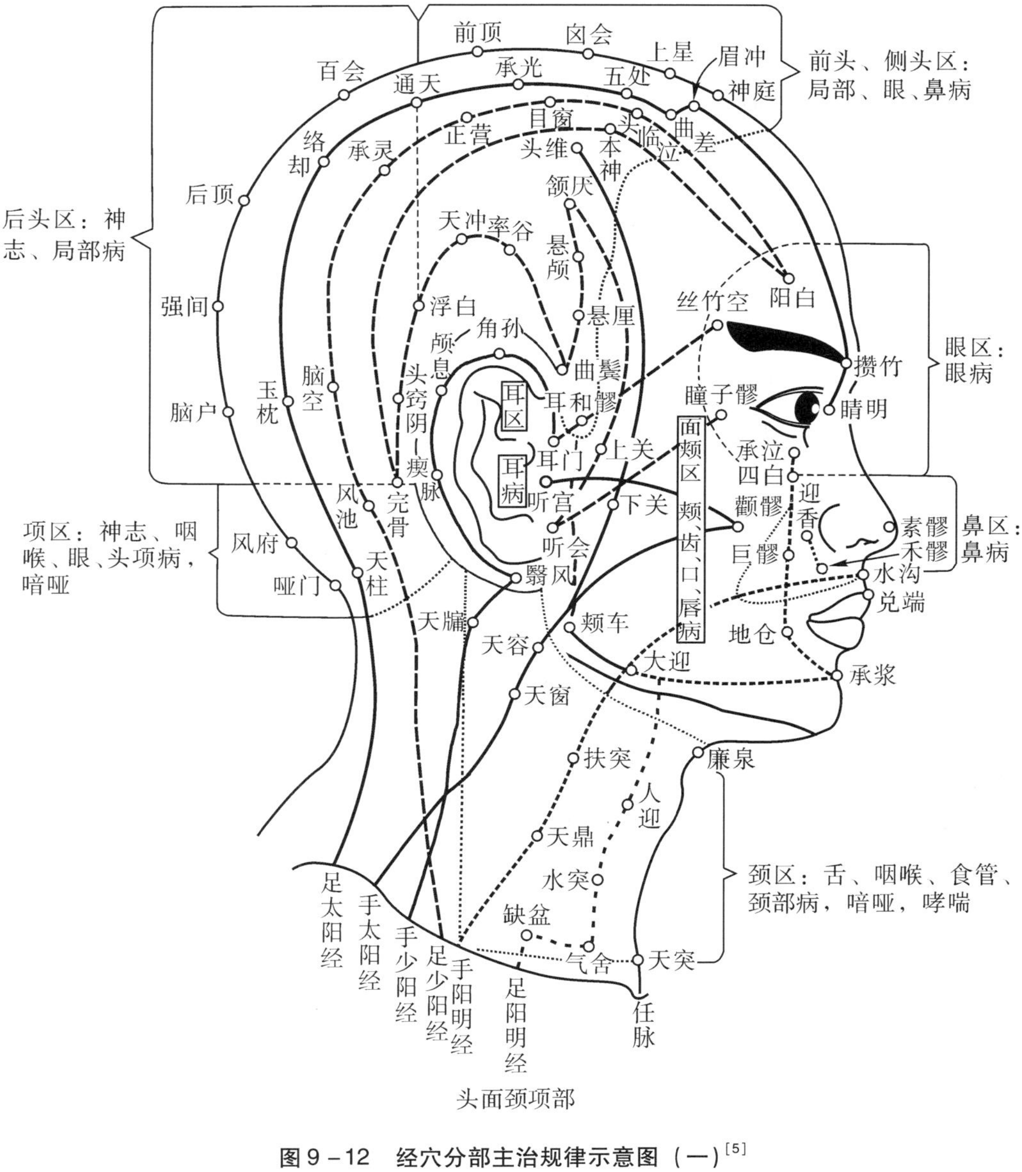

图 9－12　经穴分部主治规律示意图（一）[5]

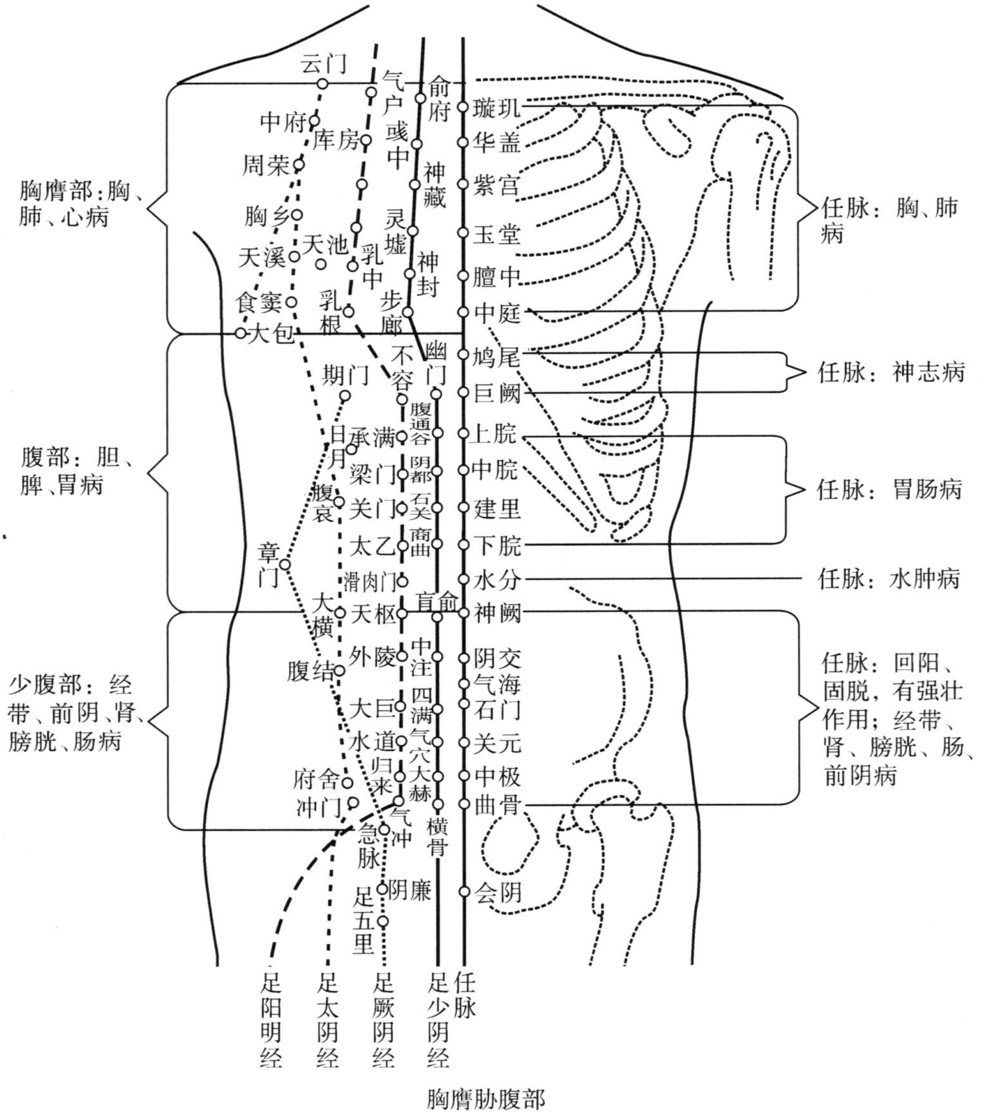

图9－13　经穴分部主治规律示意图（二）[5]

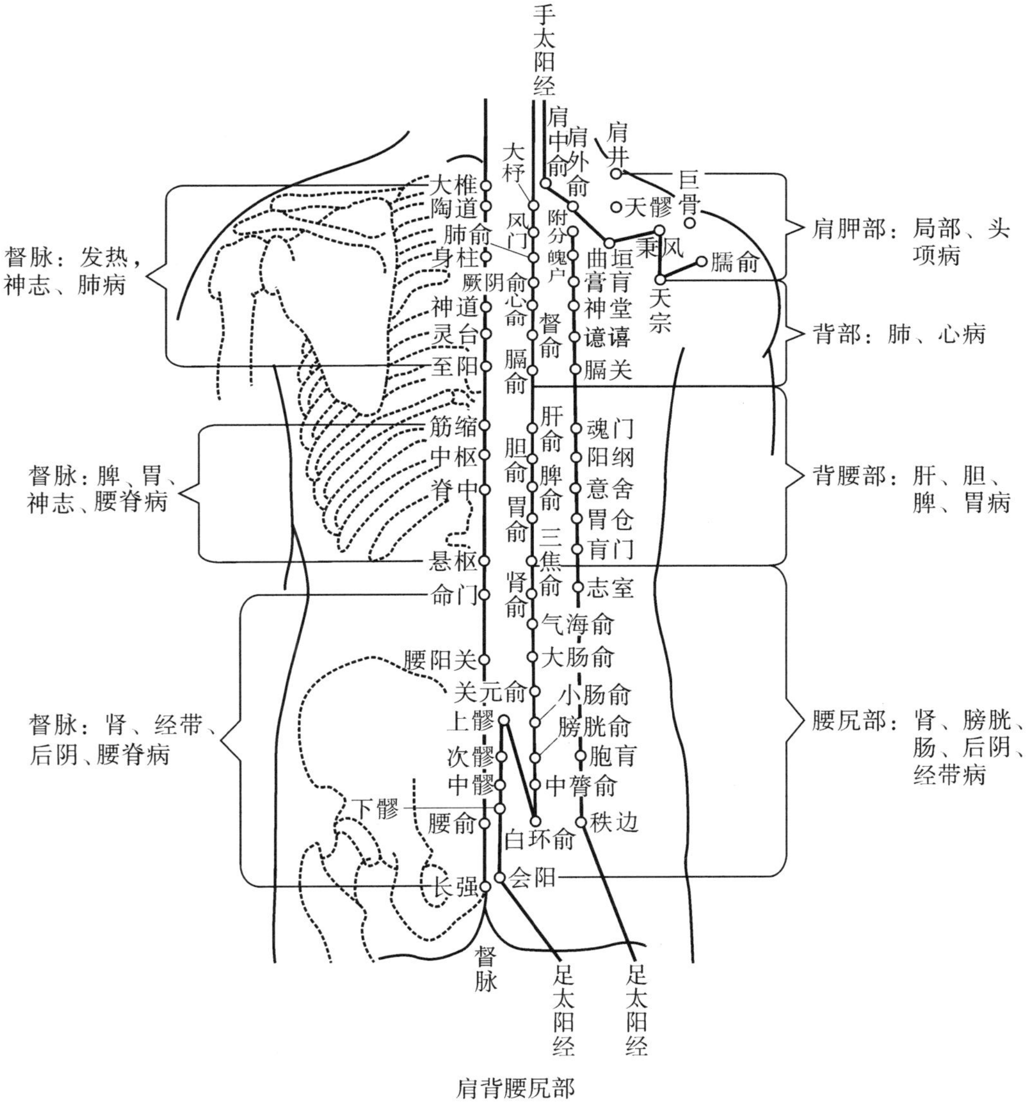

图9－14　经穴分部主治规律示意图（三）[5]

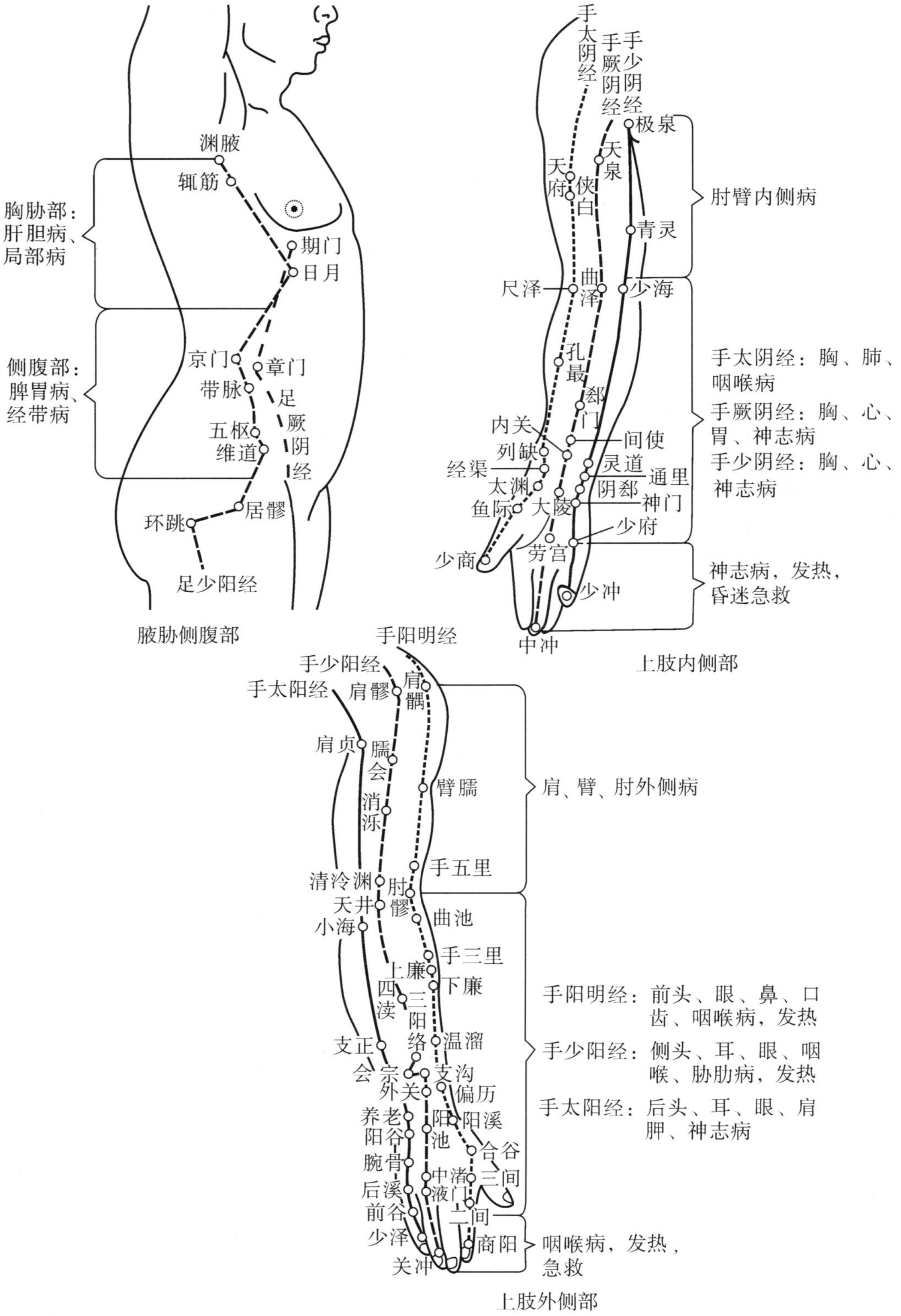

图9－15　经穴分部主治规律示意图（四）[5]

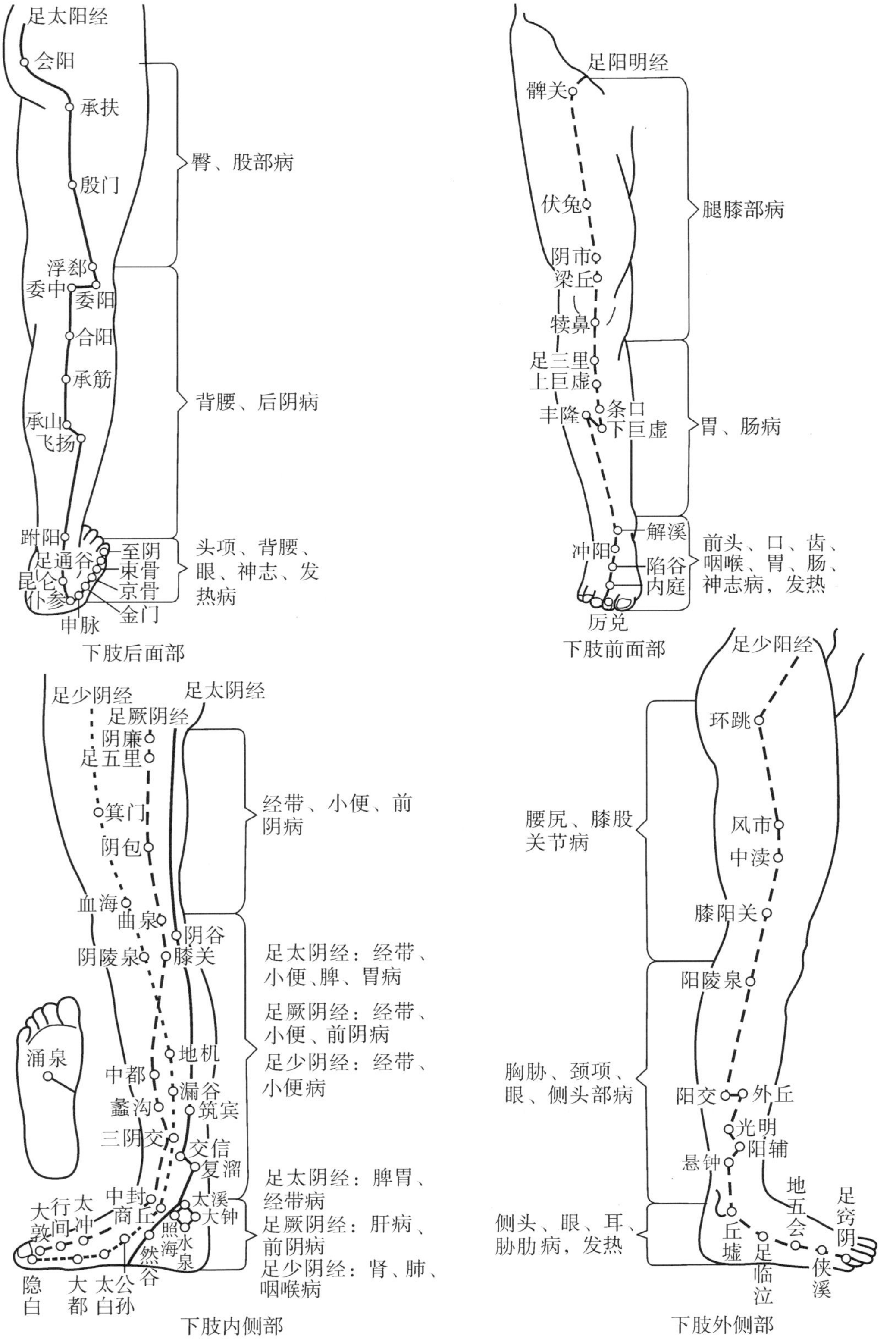

图 9－16　经穴分部主治规律示意图（五）[5]

表 9－11　十四经穴分经主治规律

手三阴经

经　名	本经主治特点	二经相同主治	三经相同主治
手太阴经	肺、喉病	神志病	胸部病
手厥阴经	心、胃病		
手少阴经	心病		

手三阳经

经　名	本经主治特点	二经相同主治	三经相同主治
手阳明经	前头、鼻、口、齿病	目病、耳病	咽喉病，热病
手少阳经	侧头、胁肋病		
手太阳经	后头、肩胛病，神志病		

足三阳经

经　名	本经主治特点	三经相同主治
足阳明经	前头、口齿、咽喉病，胃肠病	眼病、神志病、热病
足少阳经	侧头、耳病、胁肋病	
足太阳经	后头、肩胛病（背俞并治脏腑病）	

足三阴经

经　名	本经主治特点	三经相同主治
足太阴经	脾胃病	前阴病、妇科病
足厥阴经	肝病	
足少阴经	肾病、肺病、咽喉病	

任督二脉

经　名	本经主治特点	二经相同主治
任脉	回阳，固脱，有强壮作用	神志病、脏腑病、妇科病
督脉	中风、昏迷、热病、头面病	

9.4　去自由基镇痛疗法临床操作举例

去自由基镇痛疗法是一种在疼痛测量指导下进行治疗的新方法，其治疗特点是镇痛速度快，患者有当场见效的感受，并且远期疗效较好。该疗法不吃药不注药，是一种纯物理的微创治疗，没有任何副作用和后遗症。去自由基镇痛疗法的难点是寻找穿刺点，构建原电池，这是去自由基镇痛疗法成败的关键。尽管上面介绍了一些寻找穿刺点的方法和资料，但主要还是依靠医生平时积累的临床经验，这是最宝贵的。

本节仅以三叉神经痛的半月神经节，上、下颌神经支的治疗为例，对去自由基镇痛疗法的操作过程作简要介绍，希望读者对去自由基镇痛治疗法有一个全方位的了解。

9.4.1　三叉神经痛

三叉神经痛是指在三叉神经分布区域内，一支或多支具有突然发作、反复发作、尖锐性和休克样的疼痛，并且轻微触摸就可诱发疼痛发作，使患者处于极度痛苦之中的一种慢性疼痛性疾病。发病机制尚未明确，目前仅有几种假说：血管压迫假说、结构损伤假说、三叉神经节病变假说、受体异常假说和炎性介质改变假说。三叉神经痛可分为原发性和继发性两类。原发性三叉神经痛是指原因不明的剧烈疼痛，占三叉神经痛的绝大部分。继发性三叉神经痛多由肿瘤、血管病变、带状疱疹病毒、颅骨畸形及多发性硬化等器质性病变压迫或侵袭三叉神经引起。原发性和带状疱疹后三叉神经痛用田氏测痛治疗仪诊治有较好的治疗效果。本节简要介绍三叉神经痛的治疗。

9.4.2　临床表现

1. 发病年龄与性别：40 岁以上者占 70% ～ 80%，女性略多于男性。

2. 好发部位与诱因：最常见的是累及三叉神经的第 2 支和第 3 支，二者也可同时受累。常有触发点，位于疼痛的同一侧，多见于口腔内外或鼻周围。轻度刺激即可诱发剧烈疼痛，如说话、吃饭、洗脸、剃须、刷牙、咀嚼等。

3. 疼痛性质：疼痛性质为短暂的、阵发性剧烈疼痛，似刀割样、针刺样、撕裂样、烧灼样或电击样痛，持续时间短，一般不超过 2 分钟。疼痛可突然发生，突然停止，发作间歇期无任何症状。发作时均为单侧，以右侧发病较多，大约是左侧的 1.5 倍。90% 的患者为发作性痛，仅 10% 的患者为持续性疼痛。

4. 发作表现：发作时常停止吃饭、说话等动作，可表现为皱眉、咬牙、张口掩面等，或用力揉擦面部，以致皮肤增厚、粗糙、眉毛脱落，表情极其痛苦。

5. 神经系统检查：无论病史长短，神经系统检查无阳性体征。患侧无或仅有轻度缺失，运动功能正常。

6. 不典型的三叉神经痛：不典型的三叉神经痛可有类似疼痛性质、疼痛部位、发作时间和伴随症状等，应注意鉴别。

9.4.3 诊断要点

根据 1988 年国际头痛分类委员会发表的头痛分类法，其诊断要点如下：

1. 发作性头痛只限于面部，发作时间短则数秒，长则不超过 2 分钟。

2. 疼痛至少具备以下几方面特点。

（1）疼痛发生在三叉神经的一支或两支以上。

（2）突然发病，疼痛性质为刀割、针刺、烧灼样痛。

（3）疼痛剧烈。

（4）刺激触发点如吃饭、说话、洗脸、刷牙、剃须即可诱发疼痛。

（5）发作间歇期无任何不适。

3. 神经系统检查无异常体征。

4. 同一患者发病特点相同。

5. 无其他任何引起面部疼痛的病史和病因。

三叉神经痛的诊断一般来说比较容易，对于临床表现不典型的病例，应当仔细了解病史，详细检查，并与其他头面部痛的疾病相鉴别，如头痛、面痛、眼疾、鼻窦炎、颞颌关节紊乱综合征等。

9.4.4 应用解剖

三叉神经为混合性神经，含有躯体感觉和特殊内脏运动两种纤维。其中躯体感觉纤维的胞体集中在三叉神经节（半月神经节）内。该节位于颞骨岩部尖端的三叉神经节压迹处，由两层硬脑膜所包裹。它与脊神经节相似，也由假单极神经元组成，其周围突组成三叉神经三条大的分支，分别称为眼神经、上颌神经和下颌神经。分布于面部的皮肤、眼、口腔、鼻腔、鼻窦的黏膜和牙齿、脑膜等，传导痛、温度、触等多种感觉（图 9－17）。三支在面部分布区的界限，大致以口裂和眼裂为界，其皮支分布区域于图 9－18 所示。

眼神经在三支中最小，自三叉神经节发出后，穿入海绵窦外侧壁，在动眼及滑车神经下方经眶上裂入眶，分支有泪腺神经、额神经、鼻睫神经等，分布于硬脑膜、眼眶、眼球、泪腺、结膜和部分鼻腔黏膜以及额顶部、上睑和鼻背的皮肤。

上颌神经自三叉神经节发出后，进入海绵窦外侧壁，经圆孔入翼腭窝，再进入眶下裂延续为眶下神经和上牙槽神经。分布于硬脑膜、眼裂和口裂间的皮肤、上颌的牙齿以及鼻腔和口腔的黏膜。

下颌神经是三支中最粗大的分支，为混合性神经，自卵圆孔出颅后，在翼外肌的深面分为前、后两干。前干细小，主要为运动神经，除发出肌支支配咀嚼肌、鼓膜张肌和腭帆张肌外，尚分出一感觉支，即颊神经。后干粗大，主要为感觉性神

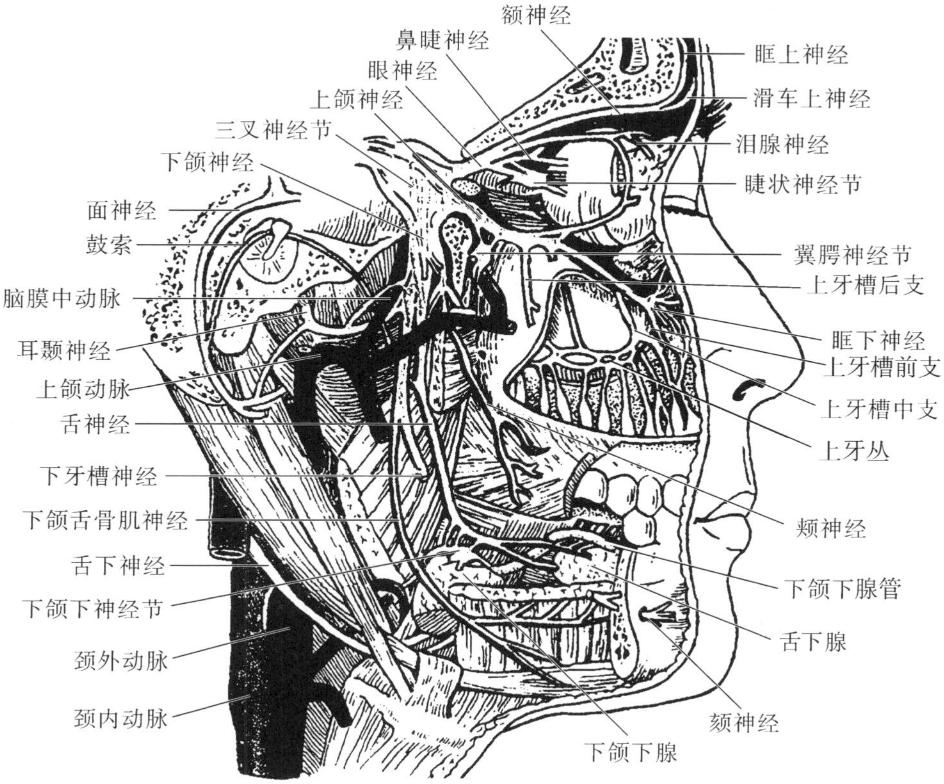

图 9－17　三叉神经解剖图

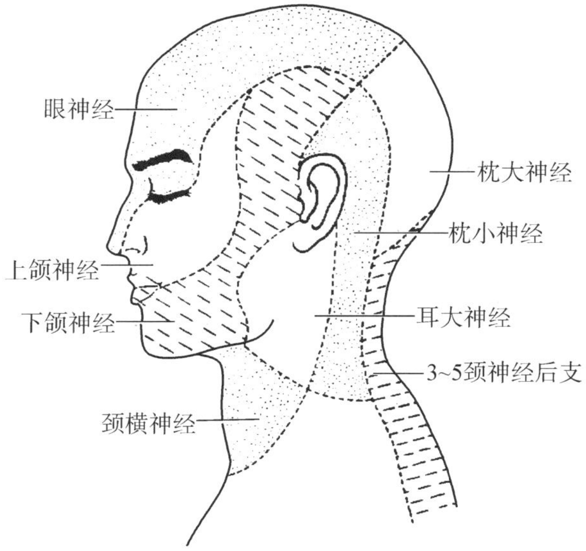

图 9－18　三叉神经皮支分布区示意图[1]

经，除分布于硬脑膜、下颌牙及牙龈、舌前 2/3 及口腔底黏膜，以及耳颞区和口裂以下的皮肤外，尚有一支，支配下颌舌骨肌和二腹肌前腹。

9.4.5 原电池的构成

根据去自由基镇痛治疗的原理，在判定半月神经节或三叉神经的根、干已经受损的前提下，用一根金属针刺入半月节或三叉神经支损伤局部附近，构成原电池的负极，与其他条件一起组合成为一个氧化还原反应装置来清除自由基，消除疼痛。从半月神经节分出三条粗大的神经分支，每条分支又分出许多小分支和小分支的末梢。每个分支或每段神经都有可能损伤而产生疼痛，所以每个分支或每段神经都可单独构成原电池。

一般来说，组织损伤的发生率在神经的支配器较多，故三叉神经痛的治疗应首先从神经末梢开始，所以原电池的构成也应从末梢逐步朝向半月节进行，这样做可以既省事又省时地消除疼痛。为了安全，半月神经节的穿刺操作只有在影像引导下进行，才能准确无误地进入卵圆孔，到达半月神经节（本节介绍的操作方法不需接触神经）。三叉神经所构成的原电池主要用于三叉神经末梢、丛、干、根、神经节上所发生的疼痛，以及带状疱疹后神经痛、术后神经痛、放疗后疼痛、牙神经痛、面部肌肉痉挛性疼痛等。

9.4.6 穿刺操作

1. 患者取仰卧体位，患侧朝上。

2. 自耳屏根部向鼻侧 2.5 ~ 3.0cm 处，以颧弓正下方为穿刺点，或以颧弓下缘与下颌切迹正中央为穿刺点，并做好标记。

3. 常规消毒后，铺好治疗孔巾，在穿刺点皮内及皮下注射 1% 的利多卡因 1 ~ 3mL。

4. 嘱患者微张口，用 7.5 cm 长的穿刺专用针，沿穿刺点垂直进针 3.5 ~ 5cm 达到蝶骨翼突外侧板。如果病灶在上颌神经支，再将穿刺针退至皮下，调整穿刺针的角度对准瞳孔方向进针，进针深度不要超过垂直至翼突外板的深度。如果病灶在下颌神经支，再将穿刺针退至皮下，调整穿刺针的角度对准外耳道方向进针，进针深度不要超过垂直至翼突外板的深度。如果病灶在半月神经节，再将穿刺针退至皮下，调整穿刺针的角度对准瞳孔与外耳道之间的正中方向进针，进针深度同样不要超过垂直至翼突外板的深度（图 9 – 19）。

5. 最好在影像引导下边进针边调整进针方向，这样比较安全，进针深度一般达到4 ~ 5cm 时，针尖可触及骨质，提示针尖已达蝶骨翼突外侧板。调整穿刺角度再刺入也不要超过这个值。

6. 术者用左手固定穿刺针柄，仔细回吸无血，注入生理盐水 3 ~ 10mL，一般以半月节注射多一些，如果半月神经节本身有粘连，还可适当加大注入量。

7. 注射生理盐水的目的有三：一是为了以水代针，不必将穿刺针接触神经，引起患者的异常感觉，降低穿刺风险。二是注水后可通过水的渗透作用，将自由基引导至穿刺针附近进行还原反应，使自由基清除比较彻底。三是利用水的张力解除神经周围的粘连。

8. 在常规消毒后，也可用0.3mm×75mm针灸针，按照上述方法刺入。用针灸针刺入的优点是针体较小，刺入时痛感较少，而且安全。其缺点是不能注水，去自由基的疗效会慢一些，并且无法松解粘连，对于有粘连者不适用。

9. 留针等待仪器去自由基治疗。

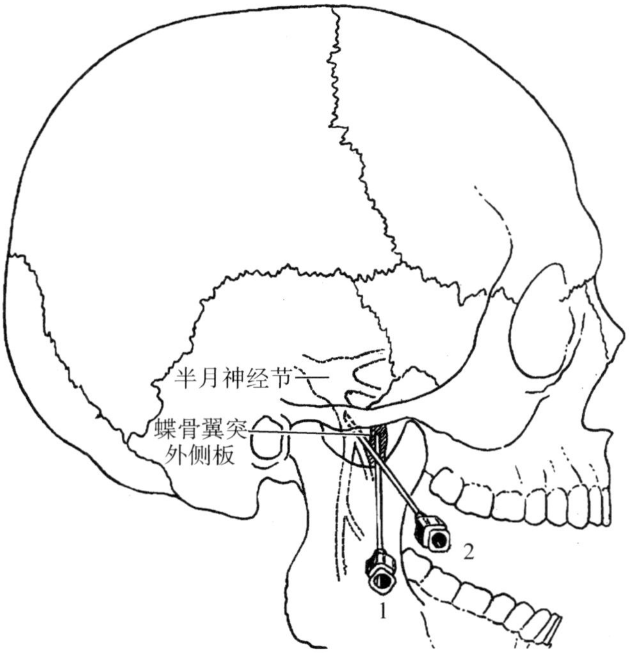

图9－19 三叉神经穿刺示意图[2]

9.4.7 仪器使用

1. 将仪器的连接栓或鳄鱼夹，分别与穿刺专用针的栓座或针灸针的针柄连接好，注意鳄鱼夹不要触及皮肤，以防感染和产生静电。将黑色连接栓或黑色鳄鱼夹（0号）与刺入健康皮下组织的专用针座或针灸针柄连接，不能接错，否则会造成去自由基治疗失败。

2. 启动仪器，注意屏幕上显示出的测量柱状图，观察分析各点自由基的状态。

3. 单击治疗按钮，观察屏蔽上显示出的治疗柱状图，再分析各点现存自由基的多少。

4. 重复单击测量与治疗按钮，直到屏幕上的柱状图显示出0 ～ 0.3高度以下为止。也可点击自动按钮，使仪器处于自动模式下工作。

5. 测量程序执行 30s 以后，屏幕上的所有柱状图显示均仍保持在 0 ~0.3 柱高以下，并且没有上升趋势，才能算治疗工作完成。

6. 治疗结束后，屏幕上显示出治疗前的疼痛强度值。患者可当场自我检验当前的治疗效果。有效者隔日 1 次，一般 6 到 10 次即可，无效者改用其他方法治疗。

7. 如果要求知道患者当时的疼痛强度，作为某种依据，可将所测到的耐痛阈值输入对话框，按确认，仪器便会自动计算出当时的疼痛强度。

9.4.8 注意事项

1. 严格无菌操作，术者必须穿戴消毒手套、衣帽，一是防感染，二是防静电。

2. 上述穿刺操作方法虽然降低了穿刺风险，但毕竟是一种微创手术，加上个体的神经血管有很大差异，操作时仍然要特别谨慎。

3. 皮上组织处（参考极）最好注入 5 ml 生理盐水，这样有助于水分子的氧化反应。

4. 治疗结束后穿刺针口用棉扦加压，防止出血，消毒后用创可贴护盖。

5. 患者起床前将头左右缓慢摆动几下，以防发生眩晕。

6. 操作者不能穿化纤和毛制品衣物，以防静电影响仪器的测量与治疗。

7. 要特别注意适用证和禁忌证，有严重心脑血管疾病者、严重出血倾向者、精神病患者和不合作者禁用。

8. 上面仅介绍了半月节和 2、3 支三叉神经的治疗，1 支和其他分支的治疗，请参考神经阻滞疗法的穿刺方法。

■参考文献

[1] 郑思竟．系统解剖学［M］．北京：人民卫生出版社，1994：321 –324.

[2] 李仲廉，郑宝森，王子千．神经阻滞学——100 种神经阻滞术图解［M］．郑州：郑州大学出版社，2001：56 –103.

[3] 韩承柱，刘里侯．简明系统解剖学图谱［M］．长沙：湖南科学技术出版社，2002：99 –131.

[4] 张立生，徐红萌，刘小立，等．实用疼痛诊疗手册［M］．石家庄：河北科学技术出版社，2003：79 –93.

[5] 石学敏．针灸学［M］．北京：中国中医药出版社，2002：18 –23.

[6] 郑方，邓迺封．疼痛诊疗学［M］．上海：上海科学技术文献出版社，

1999：55 −59.

[7] 韩济生．神经病理性疼痛热点谈 [J]．医学研究杂志，2011 (11)：1 −2.

[8] CLAUDIA M WITT. Clinical Research on Acupuncture − Concepts and Guidance on Efficacy and Effectiveness Research [J]. Chinese Journal of Integrative Medicine, 2011 (03).

[9] XUEYONG SHEN. Acupuncture Point and Infrared Radiation [J]. Journal of Acupuncture and Tuina Science , 2008 (04).

[10] SHI ZHENG. Guiding Role of Muscle Region Theory in Acupuncture Anesthesia [J]. Journal of Acupuncture and Tuina Science, 2008 (06).